写真で学ぶ
# 四肢関節のキャスト法

竹内義享・澤田 規 著

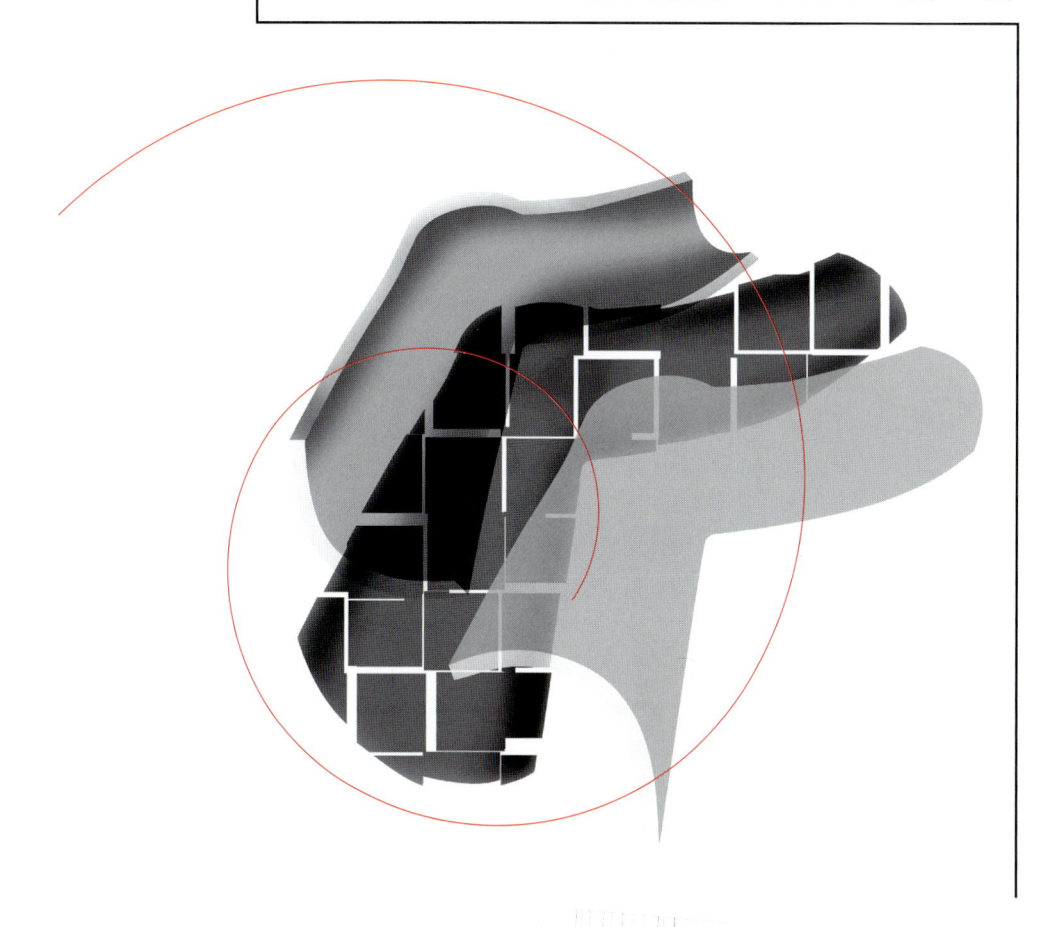

医歯薬出版株式会社

# 序

　整形外科医，柔道整復師が業務を行う上での治療手段として，種々の外固定がきわめて重要な位置を占める．近年，ポリウレタン樹脂やガラス線維を組み合わせた水硬化性キャスト材が普及するにつれて，その用途は大きく広がりつつある．工夫次第では，固定範囲を狭小化させたり，少ない材料で固定の目的を達成することになり，結果として軽量化と関節の機能保持に役立つことになる．整形外科医，柔道整復師が運動器を扱う以上動きを抑制するための固定法は重要であり，まずは伝承的固定の手法・技術を理解し，認識することから始まる．したがって，古典的・伝承的手法の利点と，新しく開発された材料の特性を織り込んだ新たな固定法の開発が必要と考えていた．運動器に対する上記の目的に沿った固定法を考察し体験した中で有用なもののみ選択して写真と説明を加えたものが本書である．

　本書は臨床上，特に用途の大きい項目を選択し，特に四肢関節の固定法を具体的に示すことで即戦力となる技能を高めるように構成されている．学生のみならず，臨床家の座右の書として利用いただければ幸甚である．

　なお，本書を出版するにあたり，材料の提供をいただいたスリーエムヘルスケア株式会社（東京），執筆に協力をいただいた医歯薬出版の竹内大氏に深く謝意を表します．また，すばらしいモデルとしてご協力いただいた本学の学生，彦由亜希子さん，武永朋子さんにあわせて感謝いたします．

2004年10月

竹　内　義　享

# 目　　次

序 ……………………………………………………………………… iii

はじめに ……………………………………………………………………… 1
　Ⅰ．キャスト法の目的，適応，評価，禁忌，合併症 ……………………… 2
　Ⅱ．固定方法と固定材料 ……………………………………………………… 4
　Ⅲ．固定材料と用意するもの ………………………………………………… 5
　Ⅳ．キャスト材料の特性と種類 ……………………………………………… 7
　Ⅴ．キャストの除去方法 ……………………………………………………… 9

## 第一部　キャスト固定の基本 …………………………………………… 11

Ⅰ．ギプスを巻く前に ………………………………………………………… 12
Ⅱ．ギプスの巻き方 …………………………………………………………… 14
　1．キャスト（全周にわたる）の場合 …………………………………… 14
　2．シャーレ（半切り）の場合 …………………………………………… 16
　3．スプリント（副子）の場合 …………………………………………… 18
Ⅲ．水硬化性プラスチック材の巻き方 ……………………………………… 21
　1．キャスト（全周にわたる）の場合 …………………………………… 21
　2．シャーレ（半切り）の場合 …………………………………………… 23
Ⅳ．熱可塑性プラスチック材 ………………………………………………… 24
　1．スプリントとして使用する例（その1） …………………………… 24
　2．スプリントとして使用する例（その2） …………………………… 26
　3．スプリントとして使用する例（その3） …………………………… 28

## 第二部　キャスト法の実際 ……………………………………………… 29

Ⅰ．母指のCM，MP，IP関節 ………………………………………………… 30
　1．MP外転位固定 ………………………………………………………… 30
　2．ロングアームキャスト・ショートアームキャスト ………………… 34
　3．ショートアームスプリント ………………………………………… 36
　4．CM外転位固定 ………………………………………………………… 38
Ⅱ．指関節 ……………………………………………………………………… 43
　1．DIP伸展位固定（板状タイプ） ……………………………………… 43
　2．DIP伸展位固定（ラセン状タイプ） ………………………………… 45

      3．MP，PIP，DIP 屈曲位固定 …………………………………… 46
      4．Extension block ……………………………………………… 48
  III．指の CM，MP，IP 関節 ………………………………………………… 50
      1．Jahss-90-90 法 ………………………………………………… 50
  IV．手関節 …………………………………………………………………… 52
      1．背側スプリント ………………………………………………… 52
      2．掌側スプリント ………………………………………………… 53
      3．橈側-尺側スプリント ………………………………………… 55
      4．sugar-tong スプリント ……………………………………… 57
  V．肘関節 …………………………………………………………………… 59
      1．肘関節可動キャスト …………………………………………… 59
      2．後方スプリント ………………………………………………… 61
      3．肘関節屈曲位スプリント ……………………………………… 63
  VI．上腕から肩関節 ………………………………………………………… 65
      1．ハンギング・キャスト ………………………………………… 65
      2．機能的装具 ……………………………………………………… 67
      3．外側スプリント ………………………………………………… 68
      4．前方-後方スプリント ………………………………………… 70
      5．鎖骨圧迫用スプリント ………………………………………… 72
      6．フィギュア・エイト固定 ……………………………………… 74
  VII．膝関節 ………………………………………………………………… 76
      1．膝関節固定キャスト …………………………………………… 76
      2．内側-外側スプリント ………………………………………… 77
      3．スパイラルスプリント ………………………………………… 78
  VIII．下　腿 ………………………………………………………………… 79
      1．ロングレッグキャスト ………………………………………… 79
       (1) 足関節 90°位固定 …………………………………………… 79
       (2) 足関節底屈位固定 …………………………………………… 82
      2．ショートレッグキャスト ……………………………………… 84
      3．外側・(内側) スプリント ……………………………………… 85
  IX．足関節 …………………………………………………………………… 86
      1．U 字型スプリント ……………………………………………… 86
      2．後面スプリント (靴ベラ型) …………………………………… 88
      3．スパイラルスプリント ………………………………………… 89
  X．足根骨 …………………………………………………………………… 91
      1．グラフィン型キャスト ………………………………………… 91
  XI．中足骨〜足指，足底 …………………………………………………… 92
      1．足底板 …………………………………………………………… 92
      2．母趾用スプリント ……………………………………………… 94

## 第三部　ソフトキャストの応用例 …………………………………95

- 1．狭窄性腱鞘炎（ドゥケルバン）…………………………………96
- 2．狭窄性腱鞘炎 …………………………………………………98
- 3．PIP，DIP，MP 関節捻挫 ……………………………………99
- 4．手関節捻挫 …………………………………………………101
- 5．テニス肘（外顆炎）…………………………………………103
- 6．足関節捻挫（軽度の場合）…………………………………105
- 7．膝蓋骨脱臼，膝蓋大腿関節症 ………………………………107
- 8．膝関節内側・外側側副靱帯損傷 ……………………………108
- 9．腰部捻挫 ……………………………………………………110
- 10．胸部挫傷，肋骨骨折 ………………………………………111

索引 ………………………………………………………………113

# はじめに

　キャスト法は，運動器傷害による関節損傷，関節変形から生じるアライメントの異常と二次的にもたらされる関節障害，筋力の低下（高齢者における筋萎縮）から生じる関節の不安定性などに対して，炎症の早期消失，アライメントの矯正，安定性の獲得を目的として使用される．固定の意義が成就されるには，病態とキャスト法の目的が一致する必要性があり，そのときはじめて治療効果が現れると考えている．

　従来，キャスト法にはギプス包帯が主に使用されていたが，ここ20年くらい前から次々にギプス包帯にかわる固定材料が考案されている．特に柔道整復師の治療対象は，簡易な骨折・脱臼，捻挫，あるいはオーバーユース（over use）によるスポーツ傷害からくる痛み，高齢者の不安定な関節の補強などである．この場合，固定の意義を十分に理解した上で，いかなる材料を応用し，より目的に沿った効果的な固定を行うかがポイントとなる．そのためには，今までのように経験則のみの固定では患者さんの十分な納得が得られず，当然，機能解剖学的裏づけが要求されることになる．

　本書では，伝承的手法の利点を取り入れながらも，今までの固定概念にとらわれることのない，新しい視点からの固定法を求めることに留意した．

　なお，本文中に適宜＊を付し，当該頁下に，（メモ）として解説を加えてある．（メモ）では，知っておいたほうが良いと思われる知識，操作上の注意点やヒント，なぜこのように行うのかなどを説明しており，読者がより深い理解を得られることを目的とした．

# I. キャスト法の目的, 適応, 評価, 禁忌, 合併症

## ■ 1. 適応疾患とキャスト法の目的

キャスト法は次の目的のために行われ, それに適応するあらゆる疾患が対象となる.
(1) 骨折, 脱臼, 捻挫等に対する患部の固定
(2) 関節リウマチ (RA), 神経麻痺等に対する不良肢位の防止
(3) 側弯症等の変形に対する矯正
(4) 急性腰痛等に対する安静の保持
(5) 生活やスポーツにおける早期荷重・運動を可能とする
(6) 装具や義肢を製作する場合の採型

## ■ 2. 評価とそのポイント

キャスト法の評価にあたっては, どのような目的で使用したのか, またその目的は達成されているのかがポイントである. 以下の点を確認する.
(1) キャスト材の選択
(2) 必要に応じてトレースを行う
(3) 下巻きの厚み, 除圧パッドの使用
(4) 固定肢位の確認
(5) 固定部位とモールディング (molding)
(6) トリミング (trimming)
(7) キャスト材の固定に綿包帯, 弾性包帯, 非粘着性包帯 (COBAN), ベルクロのどれを用いるか選択する
(8) 固定除去法と運動療法

## ■ 3. キャスト法の禁忌

開放性骨折, 患部に化膿を有する疾患には禁忌である.

## ■ 4. キャスト法における合併症の原因とその部位

(1) 緊迫固定からくる循環障害:患部の腫脹, チアノーゼ, 疼痛, しびれ感 (知覚鈍麻・神経麻痺), 末梢部の壊死などを呈する.
(2) 圧迫による神経麻痺:神経が浅層を走る部位 (尺骨神経管, 総腓骨神経など) に起こる.
　① 上肢:橈骨神経麻痺, フォルクマン拘縮など
　② 下肢:総腓骨神経麻痺

(3) 圧迫による褥創，潰瘍の発生：骨の突出部（腓骨小頭部，内果・外果部など）に起こりやすい．

## ■5. キャスト法適用後の注意点と患者指導

### 1) 主な注意点

(1) 装着後の指導管理として，固定材料が完全に硬化するまで，指で押したり荷重をかけたりしない．
(2) 患肢はできるだけ挙上し，圧迫による循環障害を予防する．
(3) 合併症状が発生したり増悪する場合，以下の対応処置を行う．
　① 割入れ：ギプスカッターで割れ目を入れ，さらに内部の包帯を切って押し広げる．
　② 有窓：骨突起部など，圧迫の加わりやすい部位の固定材料を一部切除し除圧する．それでも症状の改善が見られない場合は，固定材料をカットして除去する．
　③ アルコール清拭：掻痒感が出現した場合には，固定材料から出ている部位はアルコールで清拭する．固定材料内を孫の手や針金で掻かないように指導する．
　④ 入浴：許可がでれば，ビニール袋で固定材料をしっかり覆い，濡れないようにして行う．

### 2) 患者指導

(1) 患肢はなるべく挙上するように説明し，しびれ，痛み等を感じたらすぐに連絡するよう伝える．また，キャスト装着翌日は必ず受診するように指導する．
(2) 固定材料は，外傷により発生する腫脹の強い部位に巻くため，締め付け感を感じたら直ぐに連絡するように指導する．

## II. 固定方法と固定材料

　固定には包帯（キャスト）固定，半割包帯（シャーレ）固定，副子（スプリント）固定の3種類があり，目的，用途によって使い分けられる**（表1）**．

　固定に用いられる材料として，石膏ギプス材とプラスチックキャストがあり，プラスチックキャストには水硬化性プラスチック材，熱可塑性プラスチック材の2種類がある**（表2）**．また水硬化性プラスチック材は強度の強いリジッド キャスティング テープ（ハードタイプ）と柔軟性のあるセミリジッド キャスティング テープ（ソフトタイプ）の2タイプに分けられる．

　材料と商品名，その略語についても表2を参照のこと．

　また，ストッキネット（3M社），下巻きにはキャスト・パディング・プラス（3M社），最終固定には綿包帯，テープ，非粘着性包帯COBAN（3M社）を適時使用した．

#### 表1　固定方法の種類

| 固定方法の種類 | 文中での用語 | 解　説 |
|---|---|---|
| 包帯 | キャスト | 全周にわたり固定材料を巻いたもの |
| 半割包帯 | シャーレ | 全周にわたり固定材料を巻いたものを半切りにし，脱着可能としたもの |
| 副子 | スプリント | 固定材料を板状に数回折り曲げて用いたもの |

#### 表2　固定材料の種類と商品名

| 一般名 | | タイプ | 商品名 | 会社名 | 略語 |
|---|---|---|---|---|---|
| 石膏ギプス材 | | | プラスランギプス | アルケア（ALCARE）社 | Gip |
| プラスチックキャスト | 水硬化性プラスチック材 | リジッド キャスティング テープ（ハード） | スコッチキャスト | 3M社 | PC-H |
| | | | キャストライト | アルケア（ALCARE）社 | |
| | | セミリジッド キャスティング テープ（ソフト） | ソフトキャスト | 3M社 | PC-S |
| | 熱可塑性プラスチック材 | | ポリキャスト | アルケア（ALCARE）社 | Poly C |
| | | | プライトン | | Pli |

# III. 固定材料と用意するもの

## ■ 1. 固定材料と必需品

固定を行う場合に必要なものをリストとして表3に示す.

**表3 固定材料と用意するもの**

| 石膏ギプス材の場合 | 水硬化性プラスチック材の場合 | 熱可塑性プラスチック材の場合 |
|---|---|---|
| ゴムシーツ（または新聞紙）<br>バケツ<br>水または温湯<br>石膏ギプス材（図1）<br>ストッキネット（図2-C）<br>下巻き（ガラス線維包帯）（図2-A）<br>巻軸包帯（図2-B）<br>除圧用パッド<br>伸縮性テープ<br>マーカーペン<br>電動ギプスカッター（図3）<br>ギプス刀<br>スプレッダー（図4-C）<br>ハサミ（図4-A, B）<br>● 必要に応じてアンダーラップ，メジャー，骨盤支持器・腹当て（体幹ギプスの際），ギプスヒール，など | ゴムシーツ（または新聞紙）<br>バケツ<br>水<br>水硬化性プラスチック材（図5）<br>ディスポーザブル手袋（図6-A）<br>ストッキネット（図6-C）<br>巻軸包帯（図6-B）<br>アンダーラップ<br>下巻き（図2-A）<br>除圧用パッド<br>伸縮性テープ<br>電動ギプスカッター（図3）または超音波ギプスカッター（図7）<br>スプレッダー（図4-C）<br>ハサミ（図4-A, B）<br>冷却スプレー，など | ゴムシーツ（または新聞紙）<br>ヒートパン，あるいは70°程度の湯<br>熱可塑性プラスチック材（図8-B, C）<br>伸縮性テープ<br>ストッキネット（図6-C）<br>下巻き（図2-A）<br>巻軸包帯（図8-A）<br>アンダーラップ<br>マーカーペン<br>メジャー<br>ハサミ（図4-A, B）<br>冷却スプレー，など |

## ■ 2. 写真でみる固定材料・その他

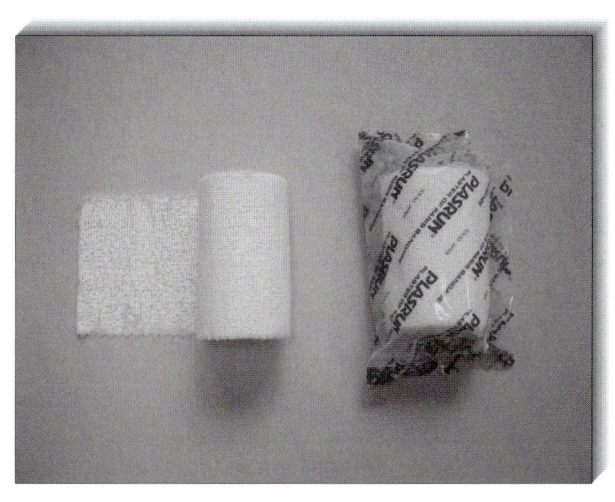

図1 石膏ギプス材

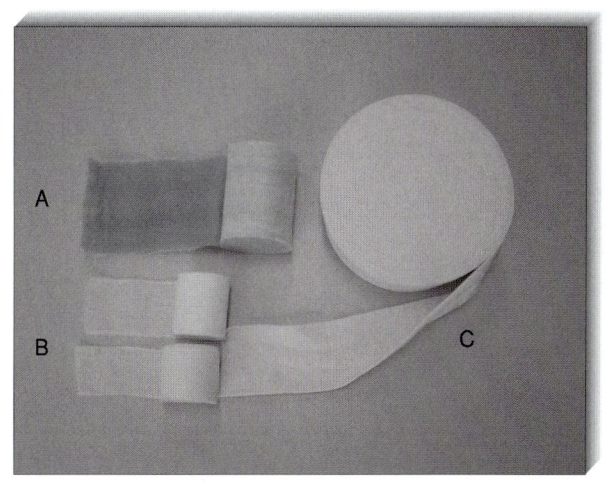

図2 下巻き(A), 巻軸包帯(B), ストッキネット(C)

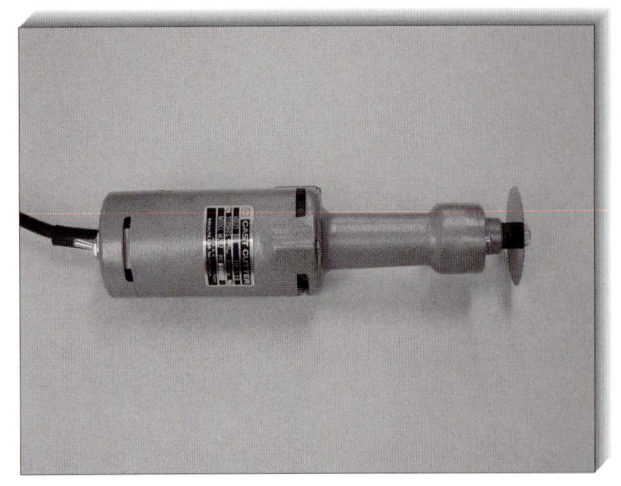

図3 電動ギプスカッター

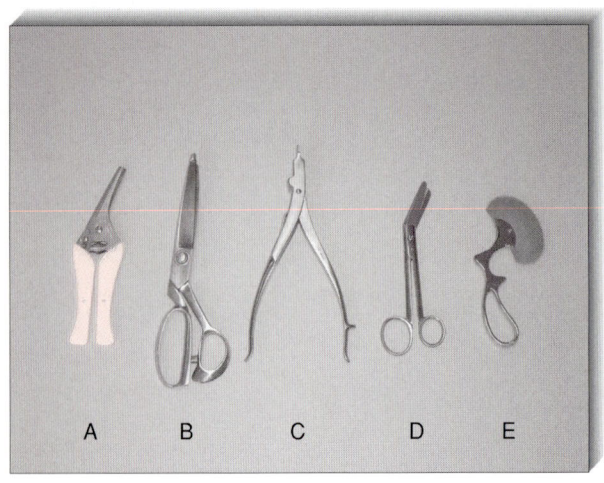

図4 各種のハサミ
万能ハサミ(A), 剪刀ハサミ(B), スプレッダー(C), テーピングハサミ(D), ギプス刀(E)

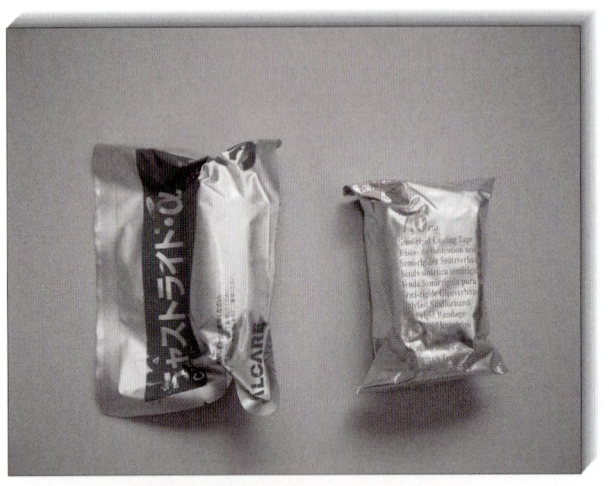

図5 水硬化性プラスチック材

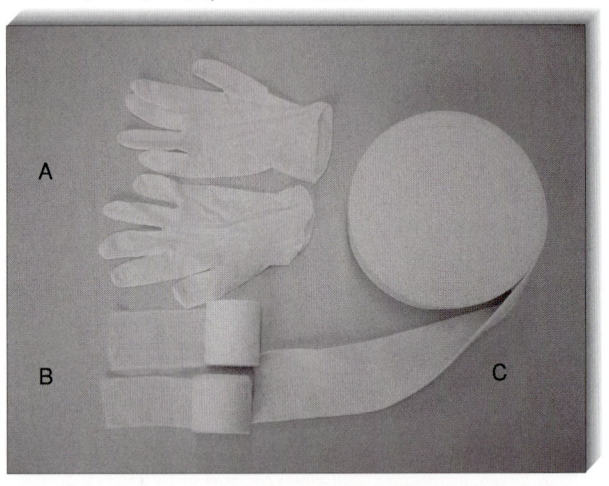

図6 ディスポーザブル手袋(A), 巻軸包帯(B), ストッキネット(C)

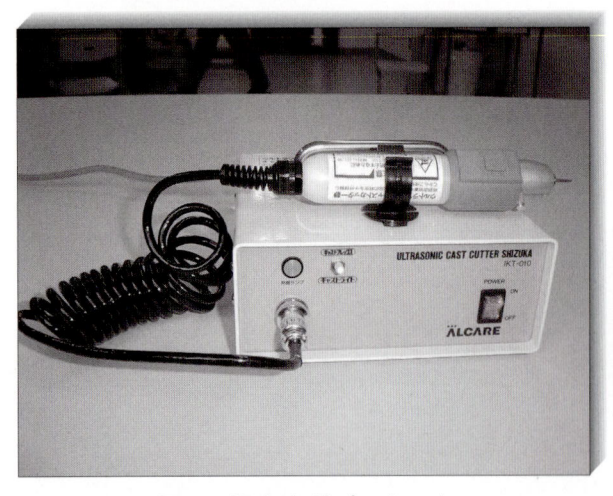

図7 超音波ギプスカッター

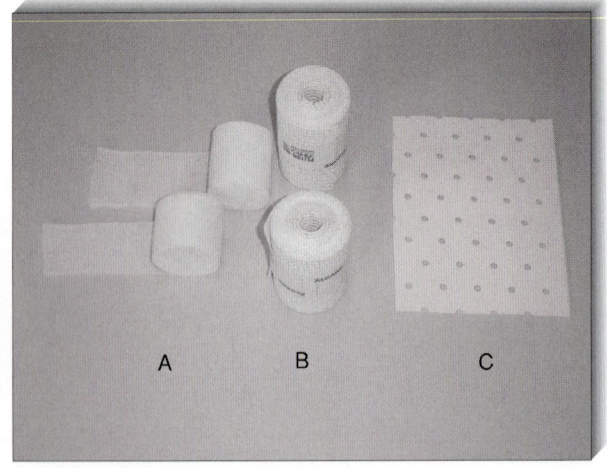

図8 巻軸包帯(A), 熱可塑性プラスチック材(B, C)

# IV. キャスト材料の特性と種類

## ■ 1. 石膏ギプス材とは

　焼石膏（$CaSO_2\ 1/2\ H_2O$）の粉末を包帯にまぶして作られたものが石膏ギプス材である．その歴史は古く，整形外科や接骨院においては四肢を固定する方法として重要な位置を占めていたが，衣服が汚れやすい，水で軟化する，重量がある，繰り返しの外力で破壊する，除去時に石膏が飛び散るなどの理由から，近年，その使用は減少傾向にある．しかし，細部のモールディングに優れ，より専門性を要求されるケースに適合しやすいという利点から，従来タイプのギプス包帯がプラスチック袋に封入されて市販されている（図1）．硬化時間が3〜5分のものや5〜8分のものなど，目的に応じて使用されている．大きさは，5 cm幅（4裂）から，10 cm幅（3裂），15 cm幅（2裂）などが用意され，スプリントとしても用いられる．最近の石膏ギプスはぬるま湯で使用可能であるが，水温の上昇とともに硬化時間は短縮する．

## ■ 2. プラスチック材（キャスト）とは

　プラスチックギプス，キャスティングテープなど種々の呼び名があり，これには水硬化性プラスチック材（図5）と熱可塑性プラスチック材（図8 B, C）の2種類がある．水硬化性プラスチック材は固定強度によってリジッドタイプ（rigid type: 図5左）とセミリジッドタイプ（semi-rigid type: 図5右）が製品化されており，目的によって使い分ける．材質は，強度の固定を目的としたリジッドタイプではガラス線維にポリウレタン樹脂を含浸させている．柔軟性を目的としたセミリジッドタイプではガラス線維の代わりにポリエステル線維を用い，ポリウレタン樹脂を含浸させている．硬化するメカニズムは，ポリウレタン樹脂に水が加わることで化学反応が起こり発熱（約37〜39°）して，高分子化することによる．見かけ上の硬化時間は含浸した水の量と水温に左右されるが，通常約4〜5分程度である．固定操作に時間を必要とする場合は，最初に水に含浸しないで巻き，巻き終わってから術者の手袋を介して水をつけることで硬化を遅らせることも可能である．お湯の使用は硬化時間を早めるが，反応熱も加わり温度が上昇するため熱傷の危険があり，禁忌とする．除去にあたっては電動ギプスカッター（図3）や超音波ギプスカッター（図7）などが必要になる．

　プラスチックキャスト材の欠点として，水につけてから素早く巻きはじめる必要があるため，可塑性が悪く十分な適合が得られないことがある．また，取り扱いにあたってポリウレタン樹脂であるためゴム手袋（プラスチック製）を使用しなければならない．

　一方，熱可塑性キャストにはプライトン®(図8 B)とポリキャスト®(図8 C)の2タイプがある．60°〜70°の湯で軟化して素手での採型が可能である．下巻き，あるいは湿らせたストッキネット上にあてて弾性包帯等で固定し，硬化するのを待つ．使用目的としては，手関節のスプリント（副子）としての使用以外に，足底板などの用途がある．熱を加える

ことにより再使用が可能で，何回でも採型できる．

　以上のように，キャスト材の特性と種類を理解した上で，病態に合致したものを用いることがポイントである．

## V. キャストの除去方法

　石膏ギプスの除去には電動ギプスカッター（図9）が，プラスチック材（キャスト）には電動ギプスカッターまたは超音波ギプスカッター（図10）が使用される．また，水硬化性プラスチック材セミリジッドタイプ（ソフトキャスト®）の場合はハサミ（図11）で切ることが可能で，型取りが極めて容易である．すでに述べた使用上の注意点を理解しながら行うことである．

　電動ギプスカッターは作動時に激しい音が発生するため恐怖感を抱く場合が多く，刃に漫画などを描いて刃が回転していないことを示しながら行う方法もある（図12）．その他の器具として，ギプス刀（図13），スプレッダー（図14）があり，目的に応じて併用すると良い．

　超音波ギプスカッターの欠点は，厚く巻かれたキャストに対して十分な切れ味が期待できないことと摩擦熱を発生することであり，その対策として冷却スプレーの使用が必要となる．

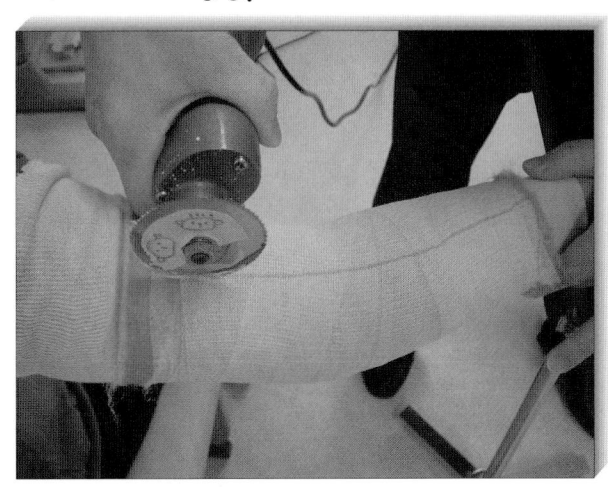

図9　電動ギプスカッター

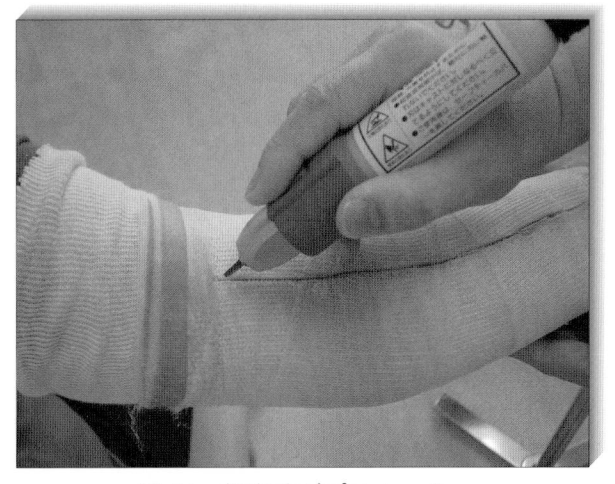

図10　超音波ギプスカッター

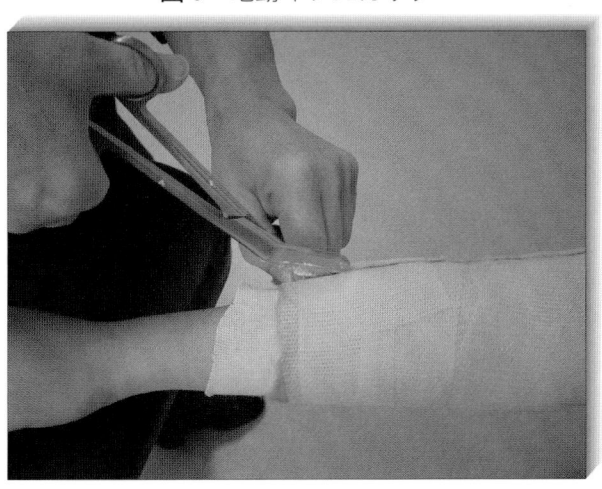

図11　ハサミ

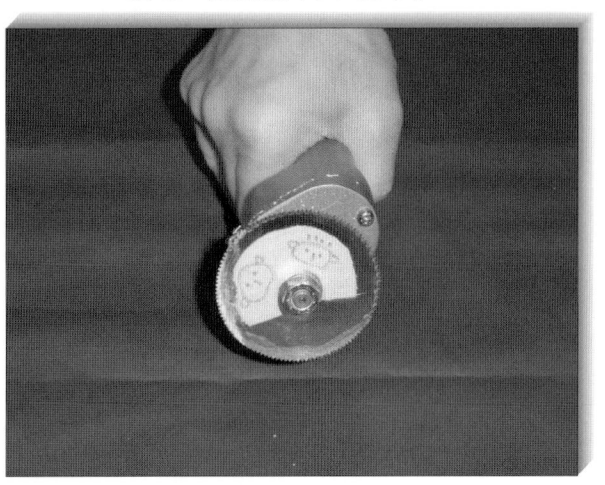

図12　刃に漫画を書いた電動ギプスカッター

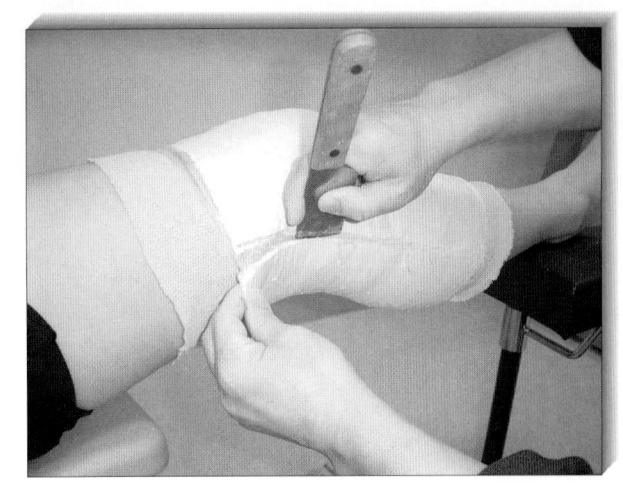

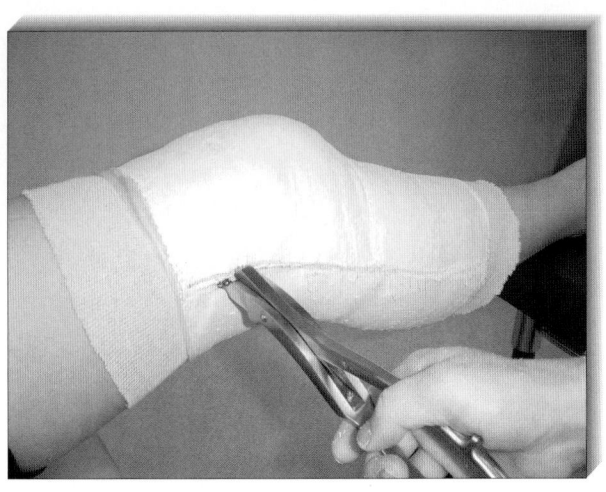

図 13　ギプス刀　　　　　　　　図 14　スプレッダー

# 第一部　キャスト固定の基本

## ●事前の準備●

まず，患者への説明を行い，患部を十分に露出する．このときスクリーンやカーテンなどで仕切り，周囲に配慮する．床にはゴムシーツ（または新聞紙）などを敷く．

## ●キャストを巻く際の準備●

(1) **石膏ギプス材の場合**：バケツ8分目の水，または温湯にギプス包帯を入れ，十分吸水したら手掌で握り軽く絞って術者に渡す．
(2) **水硬化性プラスチック材の場合**：バケツ8分目の水に浸し，手掌で握り軽く絞って術者に渡す．手袋（プラスチック製）を忘れないこと．
(3) **熱可塑性プラスチック材の場合**：ホットプレート，あるいは70°～80°の湯で軟化させたのち使用する．

キャストを巻くとき，肢位が変わらないように患肢の保持に努める．

# ギプスを巻く前に

ギプス包帯に使用する湯の温度はぬるま湯でよい．バケツにぬるま湯を用意し，封入された市販のギプスを取り出して，①〜⑦の順序ですすめる．包帯を巻くにあたって，術者は下巻きの上から締め付けないようにして転がすように巻く．

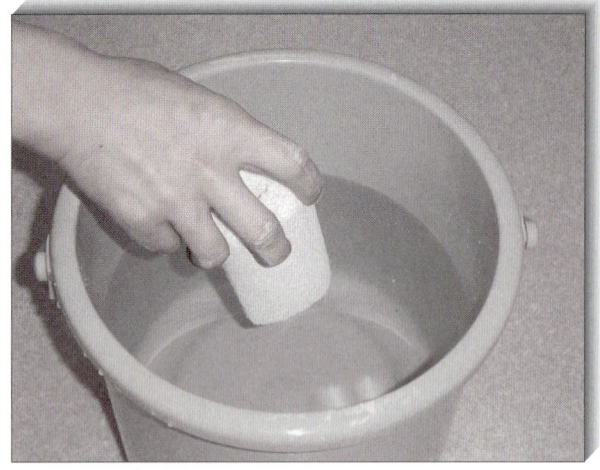

▶① ギプス包帯を写真のように持つ．

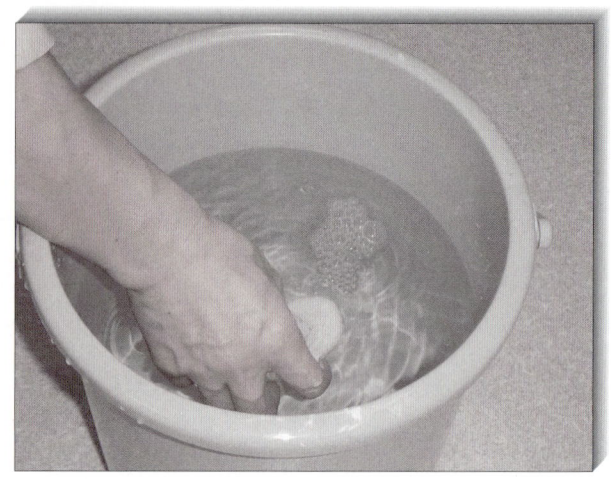

▶② バケツ内に縦にして入れ，ギプス包帯内の気泡を除去する．

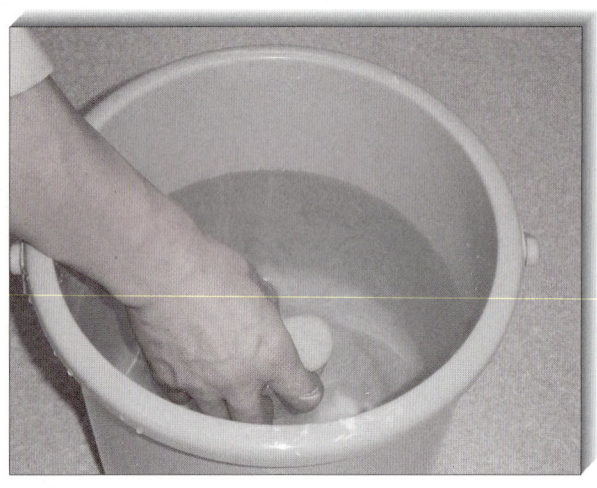

▶③ ギプス包帯内の気泡が出なくなる．

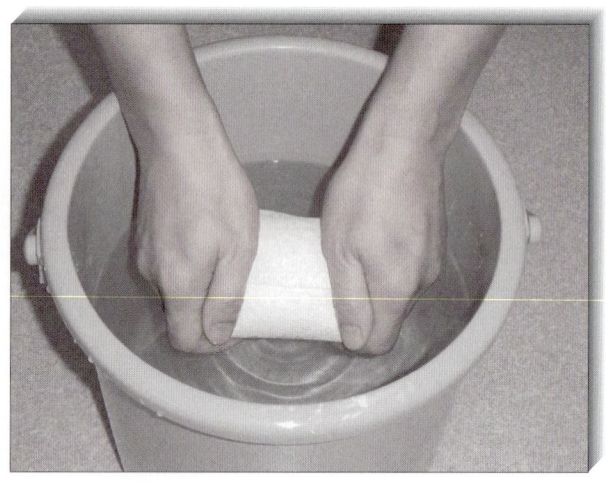

▶④ ギプス包帯を横にする．

第一部　キャスト固定の基本　13

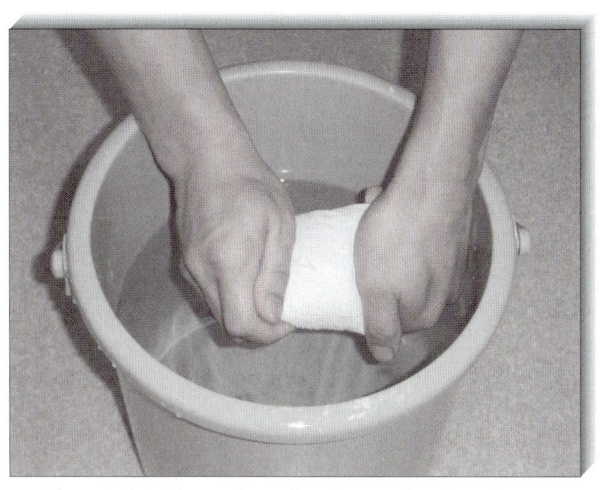

▶⑤　両端を握って水が垂れない程度に軽く絞る．

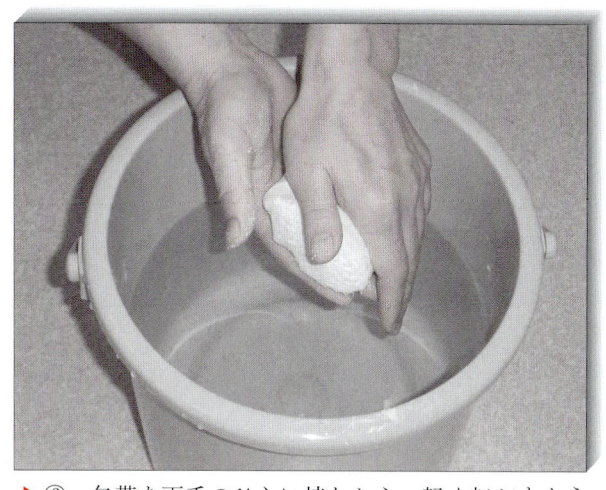

▶⑥　包帯を両手のひらに持ちかえ，軽く転がすようにしてなじませる．

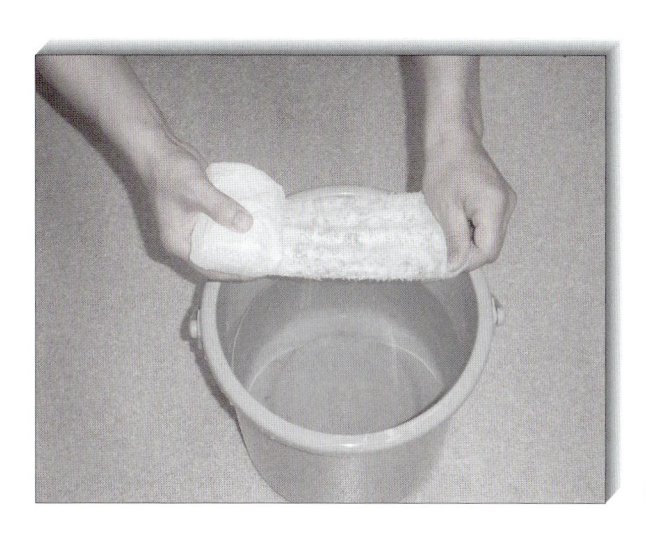

▶⑦　包帯の端を広げて術者に渡す．

# ギプスの巻き方(1)
## キャスト（全周にわたる）の場合

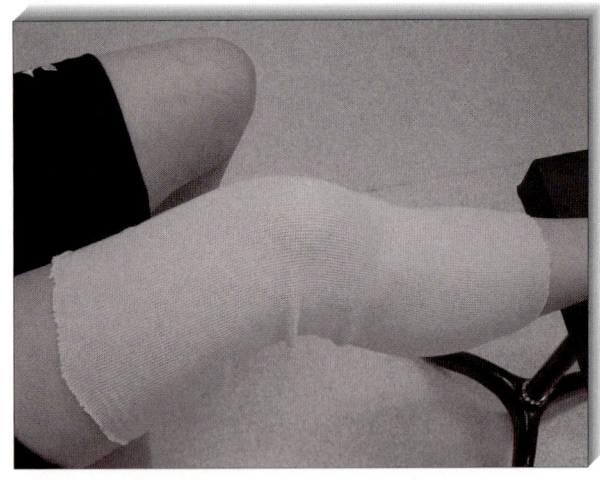

▶① 必要な範囲にストッキネットを巻く．

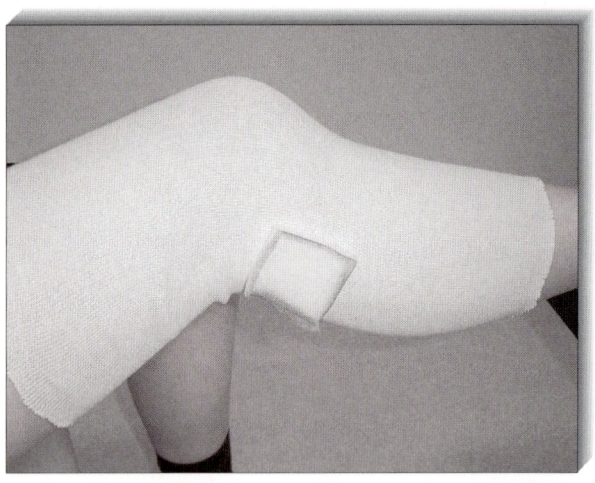

▶② 骨の突出部や直下に神経の走行がある部位に，パッドを使用したり，部分的に下巻きを多めに巻く*1．

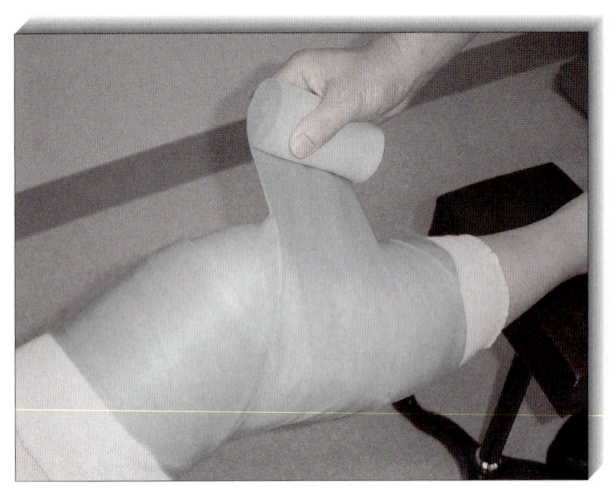

▶③ 下巻き（ガラス線維包帯）を固定部位の状況に応じて必要な回数（二〜三重）を巻く．

▶④ 下巻きの上に，さらにアンダーラップを使用するとよい*2．

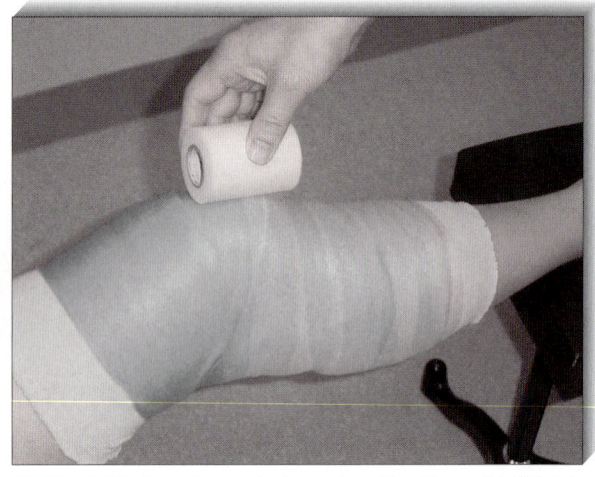

> **メモ 1** 圧迫による褥創や神経障害の発生には特に注意すること．写真は総腓骨神経の保護を目的とする．
>
> **メモ 2** (a) ギプスと下巻き間を容易に剥がすことが可能となる．
> (b) 下巻きが湿らず，患者に不快感を与えない．

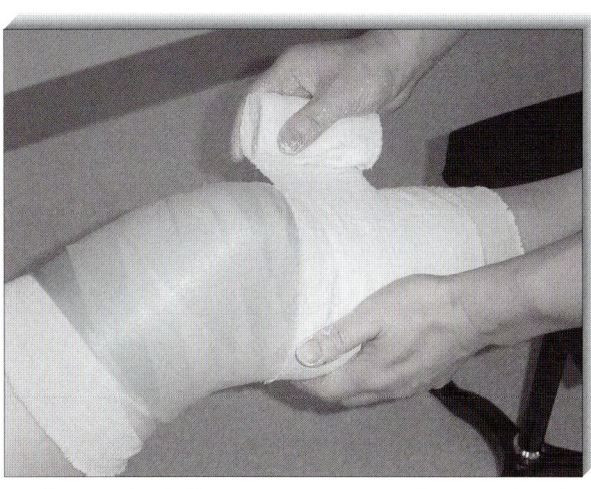

第一部　キャスト固定の基本　15

▶⑤　ギプス包帯は決して引っ張らず，転がすようにして巻く*3.

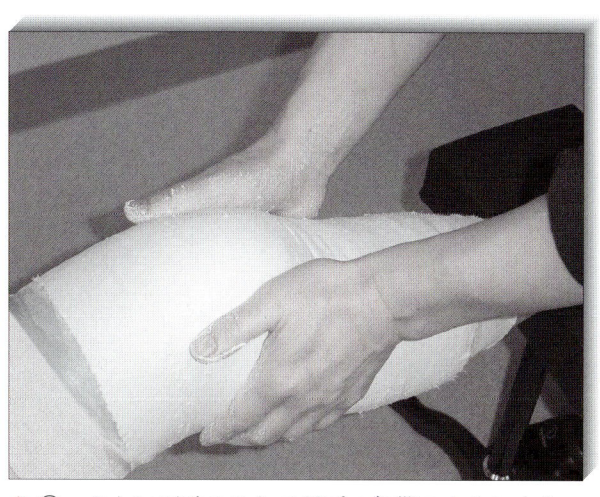

▶⑥　さらに両手のひらでギプス包帯の上をこすり，面を十分になじませ，硬化するのを待つ．この間，押さえたり動かしてはいけない．

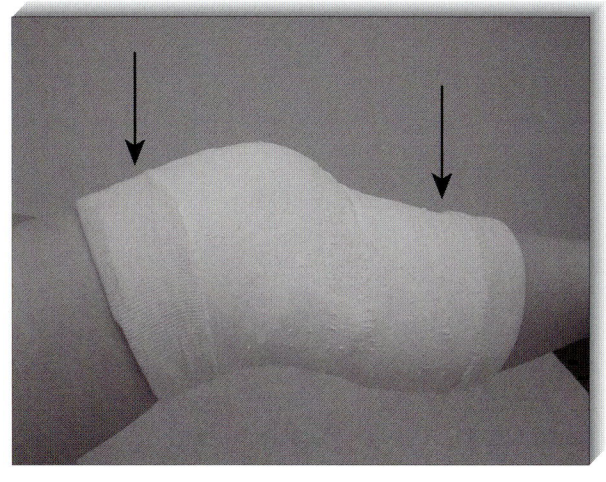

▶⑦　ギプス包帯の両端でストッキネットを折り返す（矢印）*4.

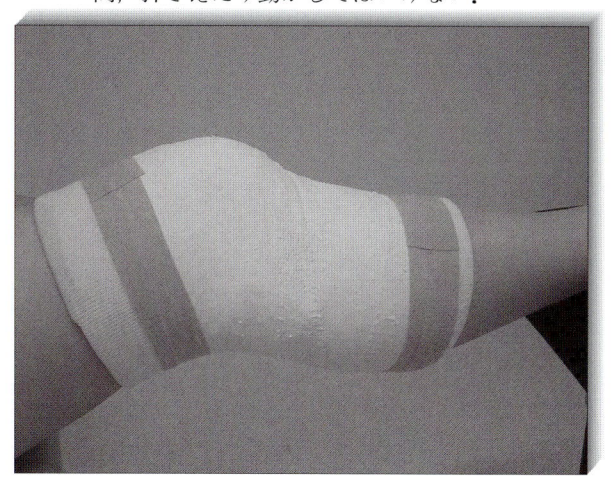

▶⑧　ストッキネットを折り返した後，両端にテープを貼るなどの工夫をしてもよい*5.

最後に，暫く患者の様子を見ながら痛み，血行状態，しびれ感の有無を確認する．

---

(メモ3)　巻きながら他方の手のひらで十分にこすり，なじますことがポイントである．十分になじませないとギプスが割れやすく，強度が落ちる．

(メモ4)　ギプスの端は皮膚を傷つけやすく，ストッキネットを折り曲げることで皮膚の保護ができる．

(メモ5)　他の方法として，あらかじめ両端のストッキネットを折り曲げて，その上をさらにギプス包帯で巻くこともある．

# ギプスの巻き方 (2)
## シャーレ(半切り)の場合

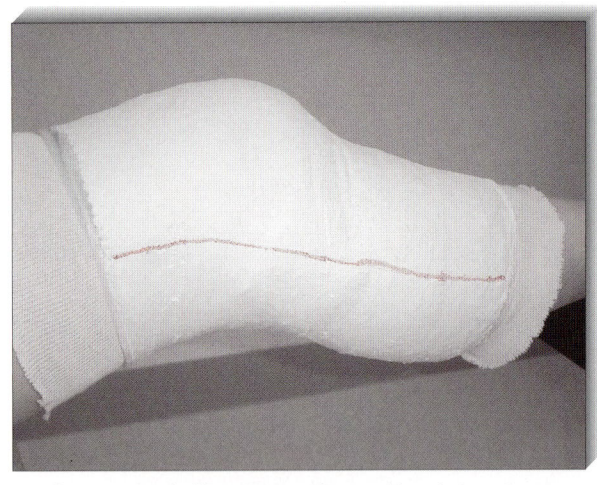

▶① ギプス包帯を環状に巻いた後,あらかじめカットしたい位置にラインを引く.

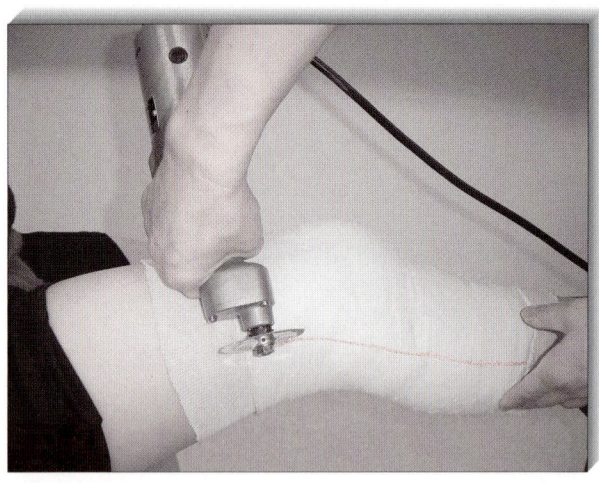

▶② 上の部分を取りはずす目的で,ギプスカッターでラインに沿って内側・外側をカットする*1.

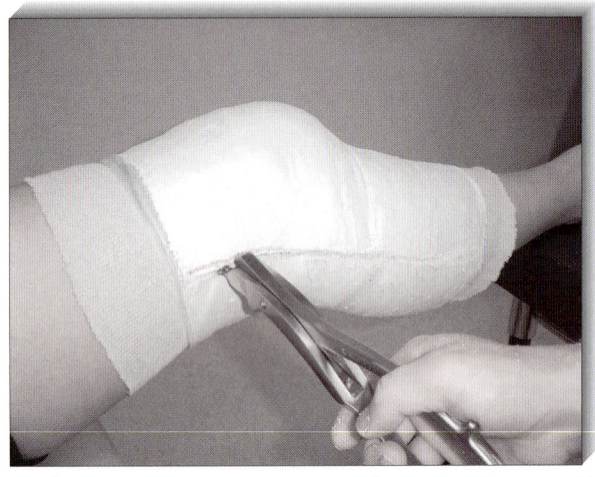

▶③ ほぼカットできたら,スプレッダーを用いてギプスが破損しないように丁寧に拡げる.

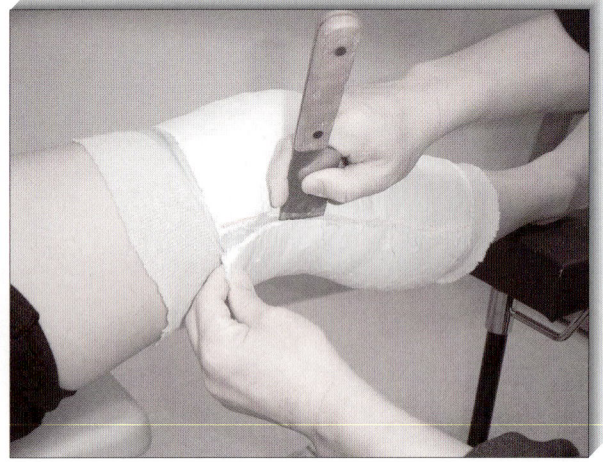

▶④ ギプスをカットする際,ギプス包帯内の綿線維が切れずに残存した場合,ハサミ・ギプス刀などでカットする.

> **メモ1** (a) ギプスカッターはギプスの面に対して垂直に刃を入れる.
> (b) カッターの刃は下に押し込む要領で行い,ナイフで切るように引くのではない.

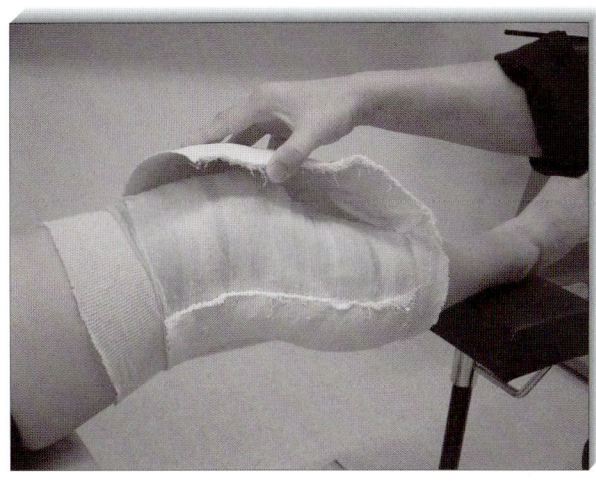

▶⑤ ギプスが完全にカットできたら不用な部分（この場合，上のギプス）を取りはずし，使用する側のギプスの四隅の角をトリミングして皮膚を傷つけないようにする．

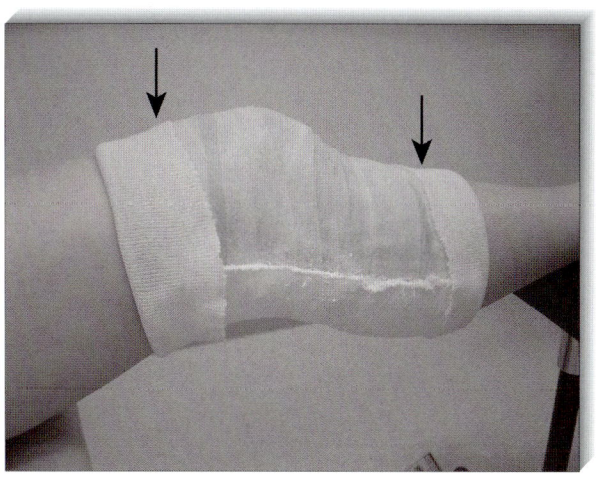

▶⑥ トリミング*2 がすんだら，矢印のようにあらためて両端のストッキネットを折り返す．

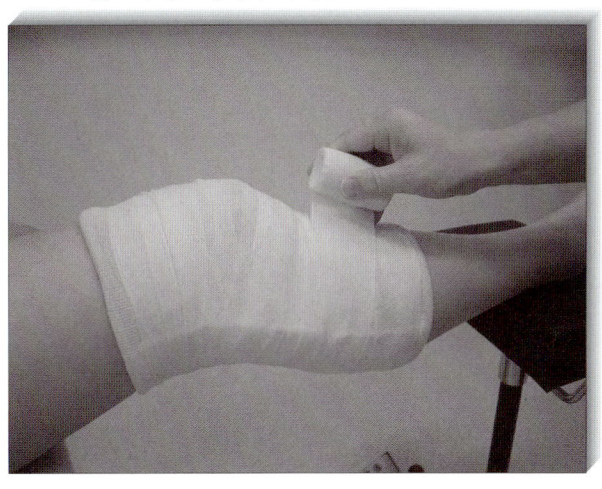

▶⑦ 新しい包帯でシャーレ全体を巻いて仕上げる．

**メモ2** トリミング（trimming）とは，余分な部分を切り取るの意味である．

# ギプスの巻き方(3)
## スプリント(副子)の場合

ギプス包帯をスプリントとして用いる方法を示す．

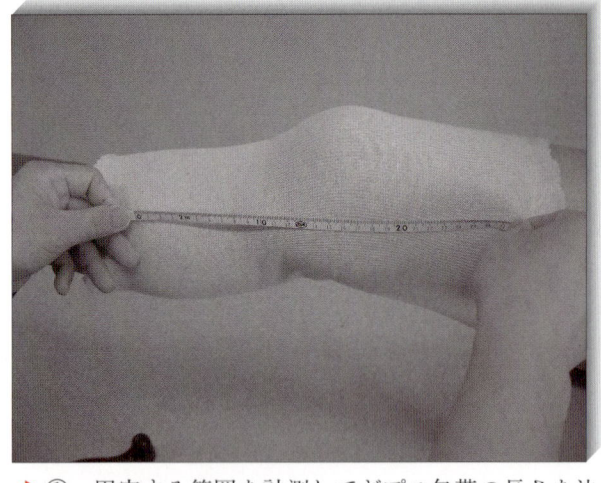

▶① 固定する範囲を計測してギプス包帯の長さを決める．

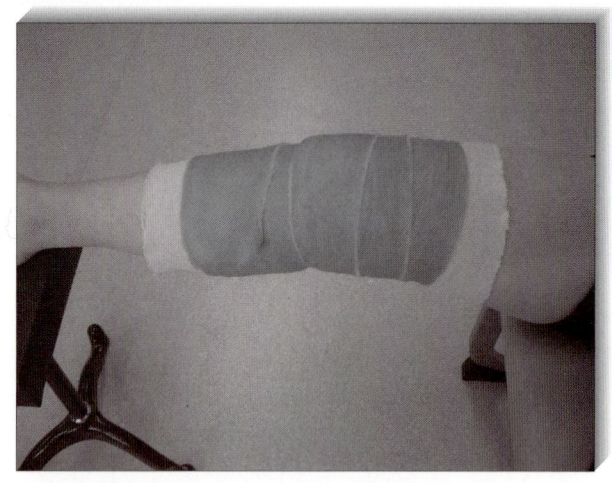

▶② ストッキネット，下巻きを巻く．

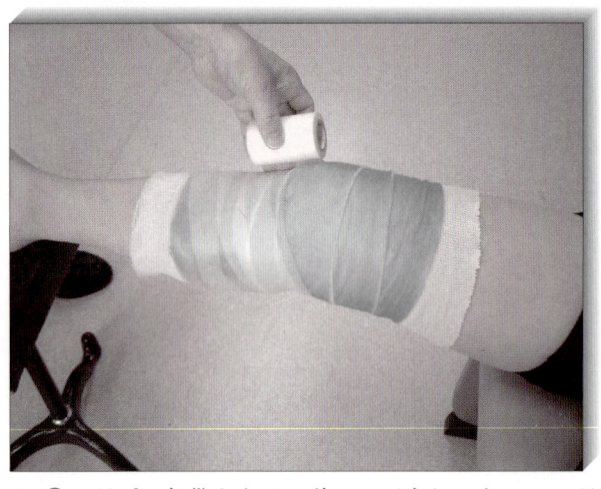

▶③ ギプス包帯をあてる前に，下巻きの上にアンダーラップを巻く．ギプス包帯の除去が簡単となる．

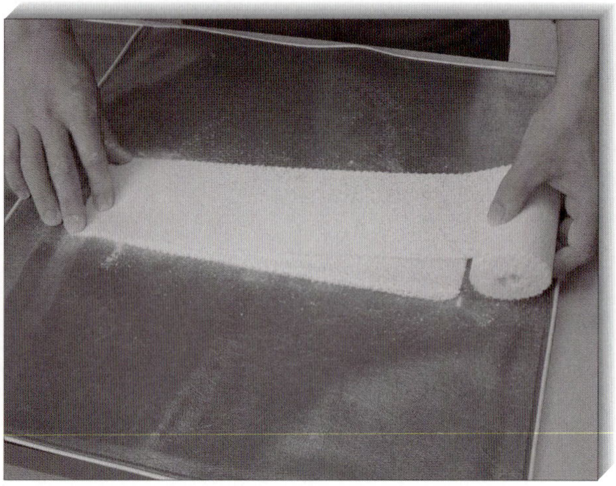

▶④ ギプス包帯を4～5回，折り曲げて重ねる．

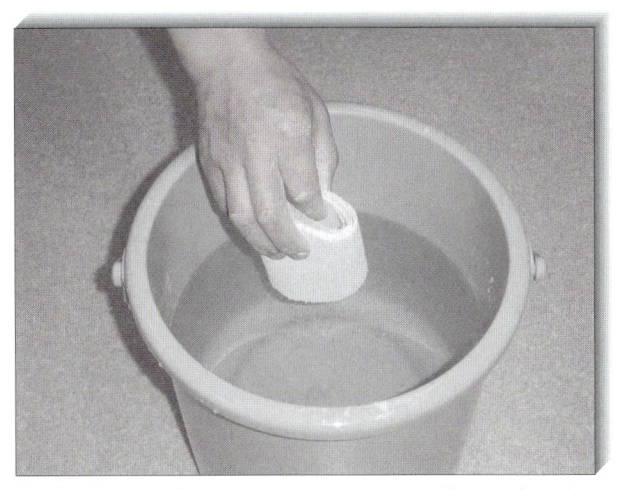

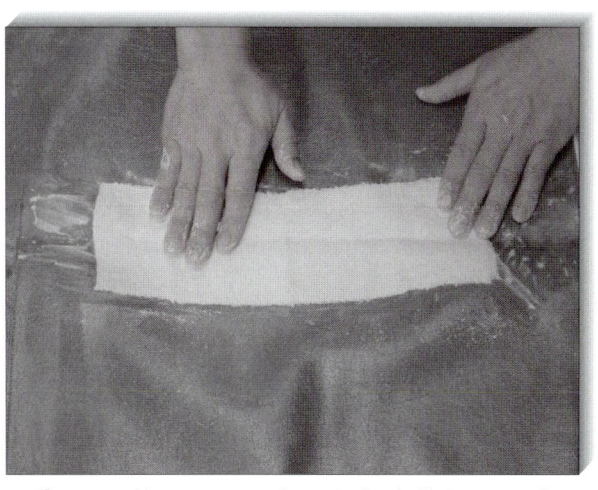

▼⑤-1　折り曲げたものを水に浸しやすい程度に丸める．

▶⑥　その後，ビニール上にギプス包帯をおいて表面をこすりながらシワをとり，十分になじます．

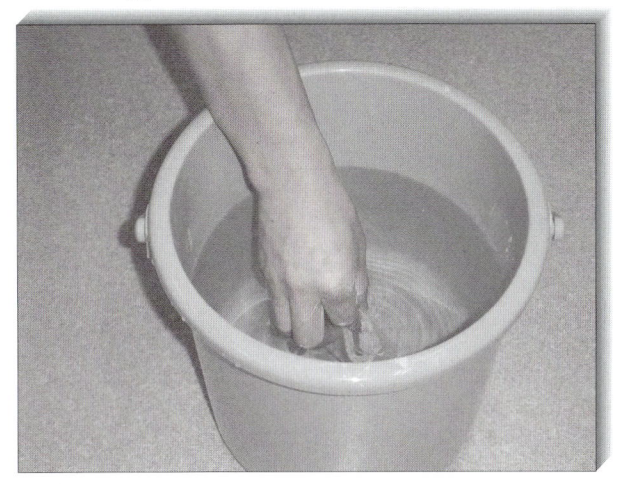

▼⑤-2　バケツ内に入れる．

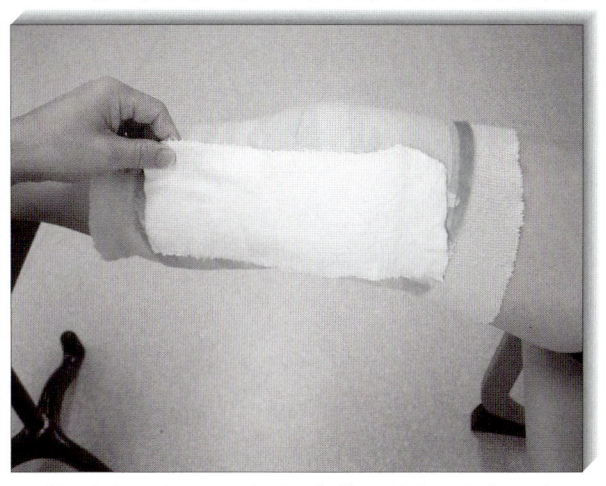

▶⑦　温湯に浸したギプス包帯を目的の部位にあてる．

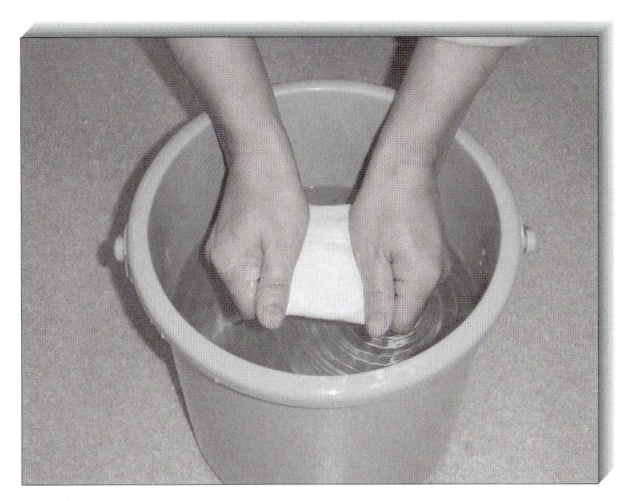

▶⑤-3　気泡が出なくなったら水を切る．

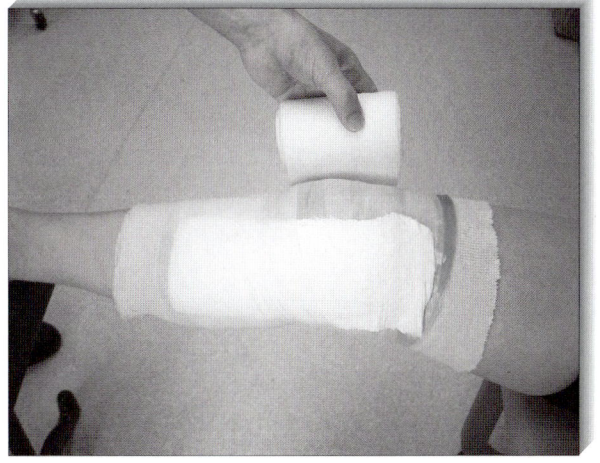

▶⑧　ギプス包帯の上から綿包帯，あるいは弾性包帯を巻く．

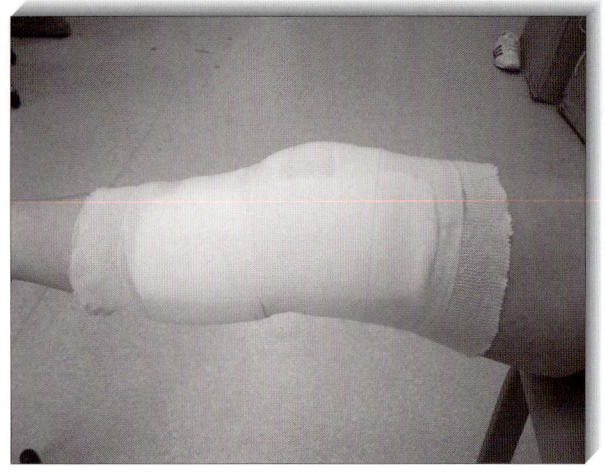

▶⑨ 硬化するまで仮固定する．

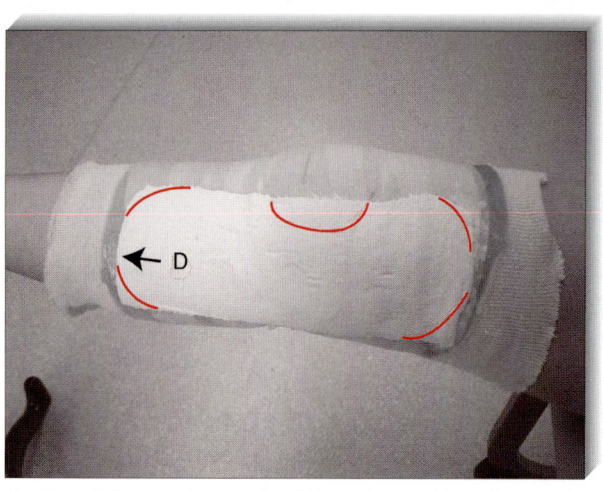

▶⑩ 硬化したら一旦はずし，副子の遠位方向に印（写真ではD）を付け，さらに四隅の不必要な部分や膝蓋骨部をトリミングするためラインを引く．

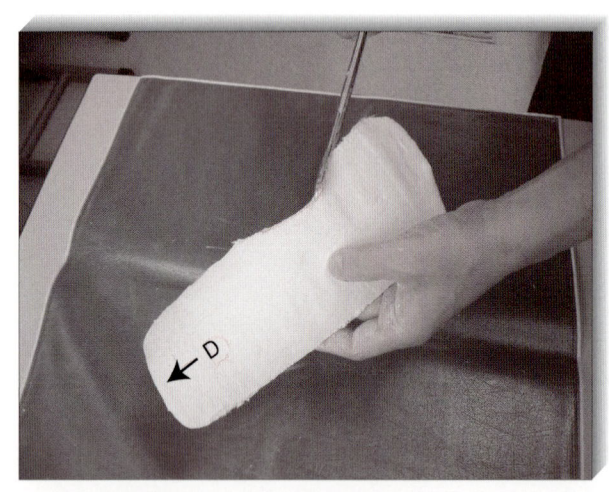

▶⑪ 膝蓋骨部を丸くトリミングする．

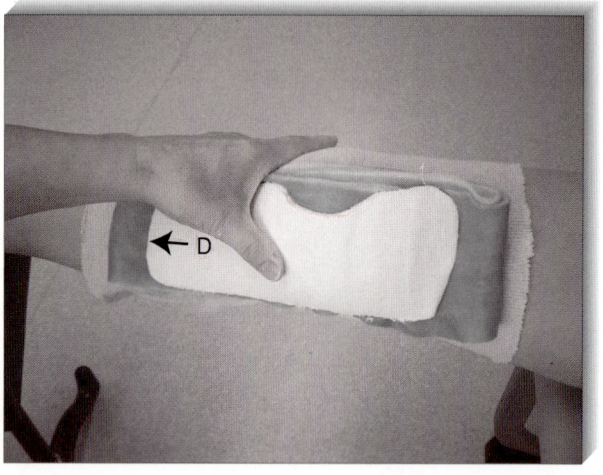

▶⑫ トリミングを終えたら，当該部位に下巻きをあて，でき上がったスプリントをあてる．

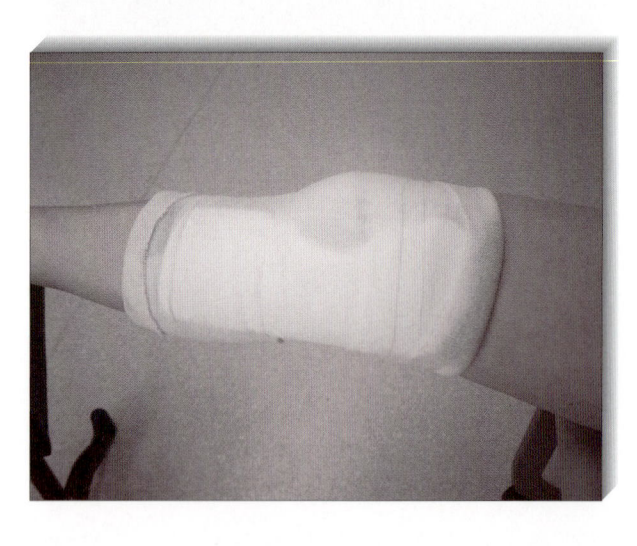

▶⑬ 新しい包帯で巻く．

最後にストッキネットを折り返して包帯，あるいはテープで止めると良い．暫く患者の様子を見ながら，痛み，血行状態，しびれ感の有無を確認する．

# 水硬化性プラスチック材の巻き方(1)
## キャスト(全周にわたる)の場合

　プラスチックキャスト材の巻き方は基本的に石膏ギプスと同じ要領である．ただプラスチックキャスト材では，使用時にゴム手袋の着用を必要とする．水につけると軟化するが，水に含浸する時間によって硬化するまでの時間に違いが生じる．水につけずに巻くことも可能であり，巻いた後にゴム手袋に水をなじませながらこすることで硬化を遅らせることもできる．また，セミリジッドタイプのソフトキャスト（3M社）は様々な使用方法が考えられ，特に柔道整復師においてその用途は極めて大きいと考えられる．第三部にソフトキャストの応用例を紹介する．

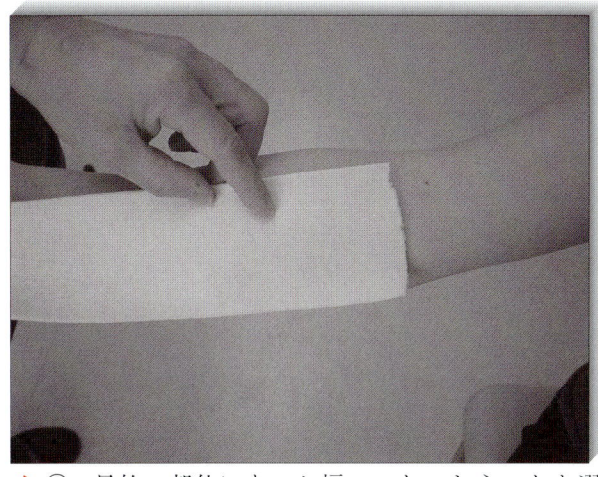

▶① 目的の部位にあった幅のストッキネットを選び，必要な長さにカットする．

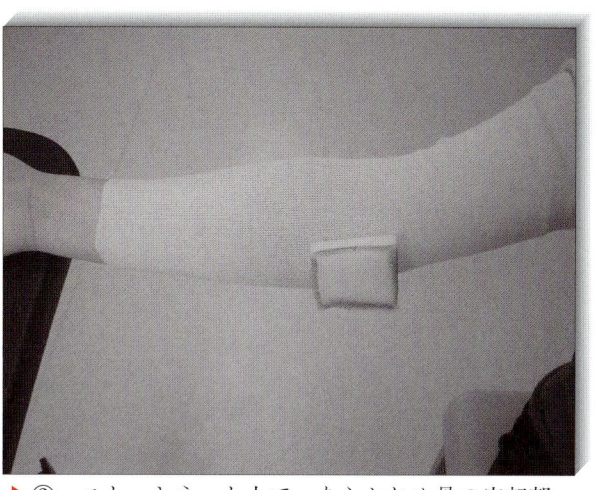

▶② ストッキネット上で，あらかじめ骨の突起部，あるいは神経の走行部にパッド*をあてておく．

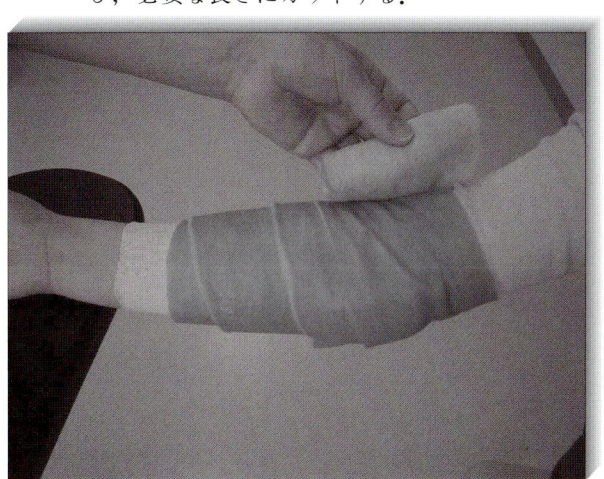

▶③ その上から，下巻きを巻く．

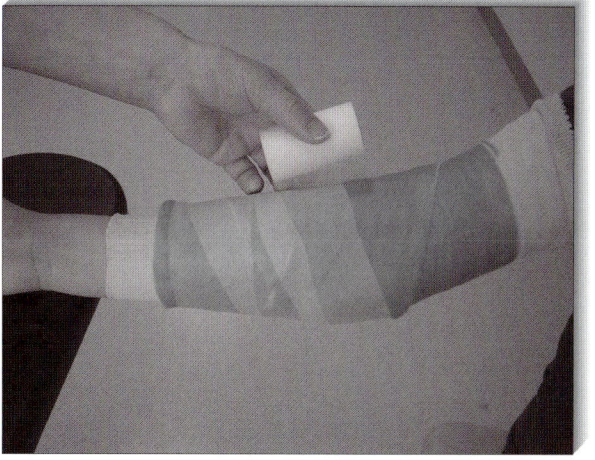

▶④ プラスチックキャストの取りはずしを容易にするため，アンダーラップを巻く．

（メモ）写真は，尺骨神経溝の上になる．

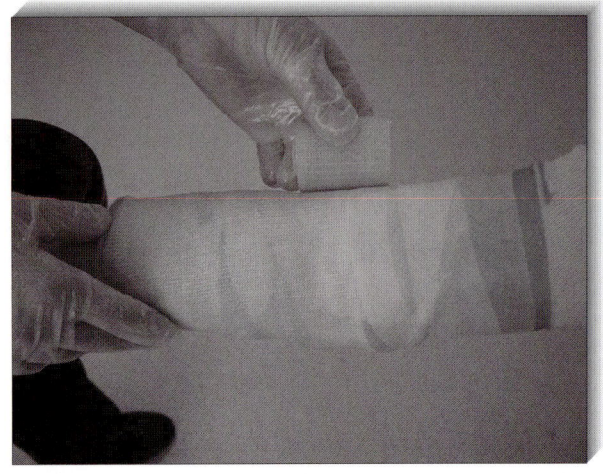

▶⑤ アルミホイルからプラスチックキャストを取り出して水に浸し，なじんだら素早くギプスを巻く要領でこすりながら巻いていく*1.

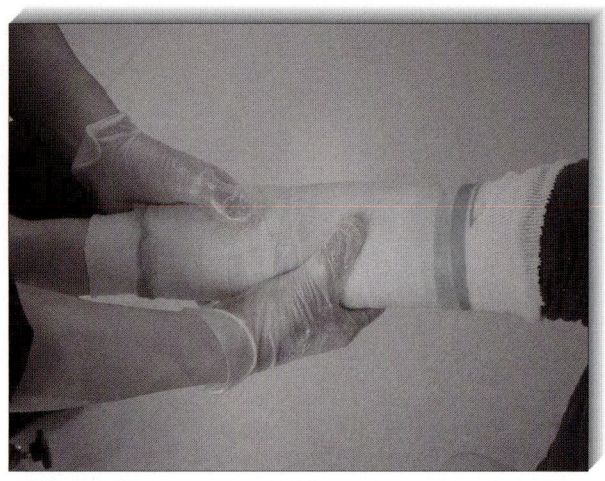

▼⑥-1 常にキャストの周囲をこすりながらなじます．

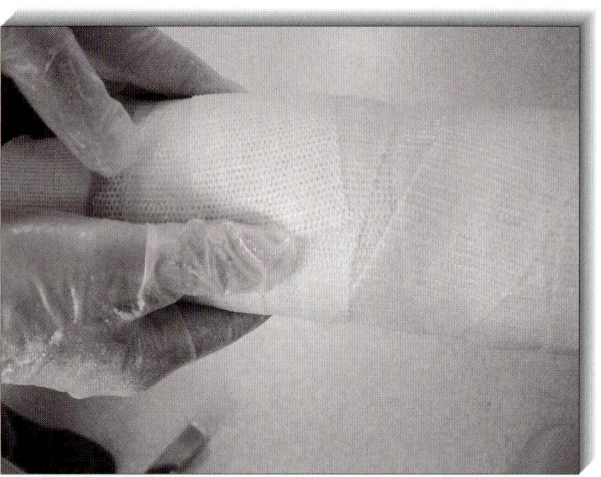

**【ソフトキャストを使用の場合】**

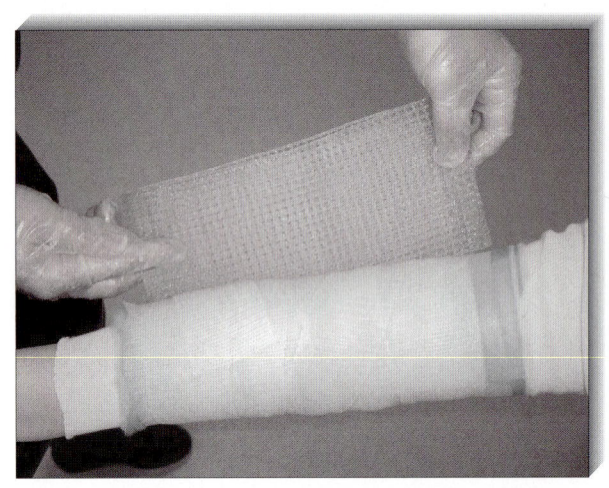

▶⑥-2 可塑性が悪いことを十分に理解した上で，素早くモールディングを行う必要がある*2.

▶⑦ ソフトキャスト（3M社）を使用の場合，巻いている途中で部分的な補強を目的に補強用シーネを用いることもある*3.

両端のストッキネットを折り曲げ，固定を終了する．

---

- **メモ1** プラスチックキャストはこすりながら巻かないと，硬化後にキャスト面が剥がれやすくなる．特に，スプリントとして使用する場合は極めて都合が悪い．

- **メモ2** プラスチックキャストは硬化が早いため，モールディングにはかなりの慣れが要求される．ハードタイプの強度はギプスの約2～3倍といわれており，その分プラスチックキャスト材の量を減じることができる．モールディング（molding）は，フィッティング（fitting）ともいわれ，目的とする型に適合させる（成型）過程をいう．

- **メモ3** ソフトキャストだけでは固定強度が弱い場合，関節の側方の強度を高める目的で補強用シーネを入れると良い．たとえば，肘関節の伸展を制御する場合は肘の伸筋側に入れる．このように，ハードタイプとソフトタイプの両者のメリットを取り入れた固定法が今後考慮される必要がある．

# 水硬化性プラスチック材の巻き方(2)
## シャーレ(半切り)の場合

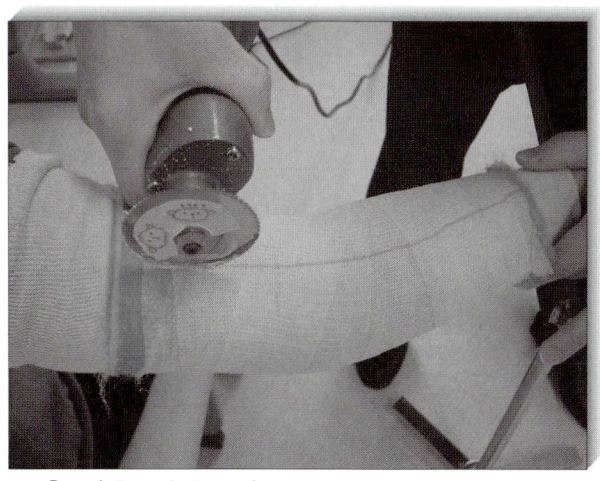

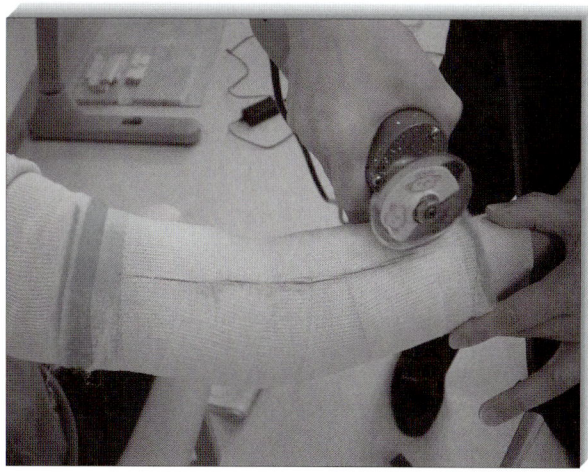

▶① 患部を中心にプラスチック材をシリンダー状に巻いた後，カットしたい位置にラインを引きギプスカッターでカットする*.

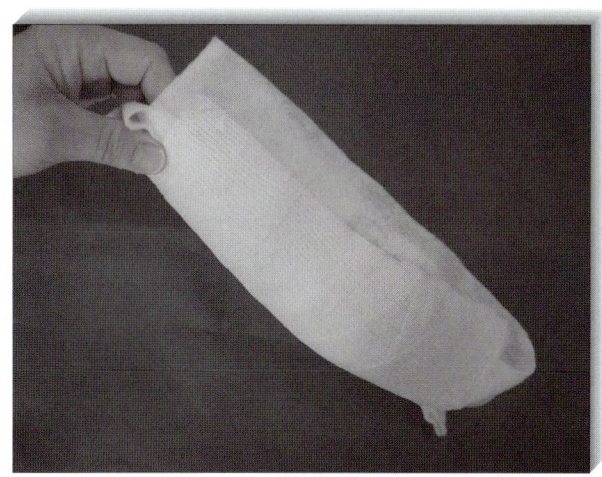

▶② カット後，四隅と不要な部分をトリミングし，新たに下巻きを装填する．

▶③ 目的の部位に包帯で固定する．

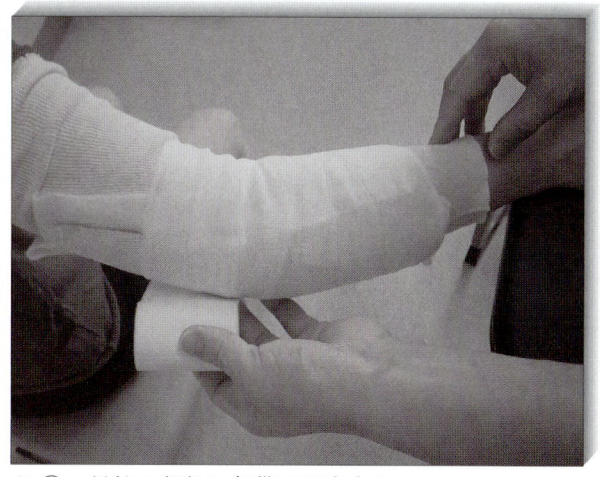

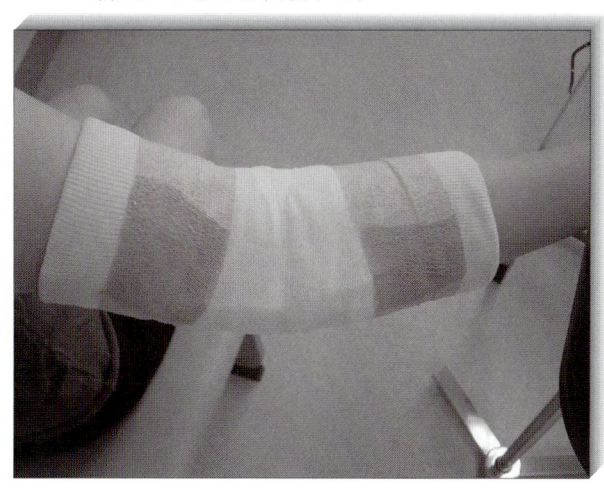

▶④ 固定によっては，非粘着性包帯（COBAN：3M社）などのテープで固定するのも良い．

**メモ** カットする場合，超音波ギプスカッター，スプレッダー，ハサミなどを併用してもよい．

# 熱可塑性プラスチック材
## スプリントとして使用する例（その1）

まず，70℃〜80℃の湯を入れたバケツ，あるいは市販のヒートパンを用意する．封入された熱可塑性キャスト（プライトン：アルケア社）を取り出して以下の順序ですすめる．

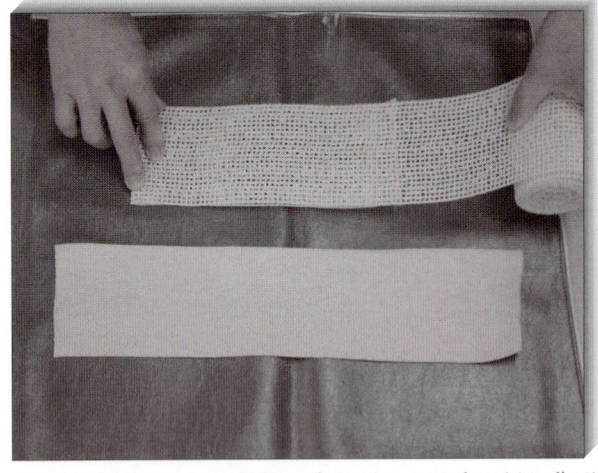

▶① プライトンを目的とする長さと強度に折り曲げる．

▶② 残りをカットする．

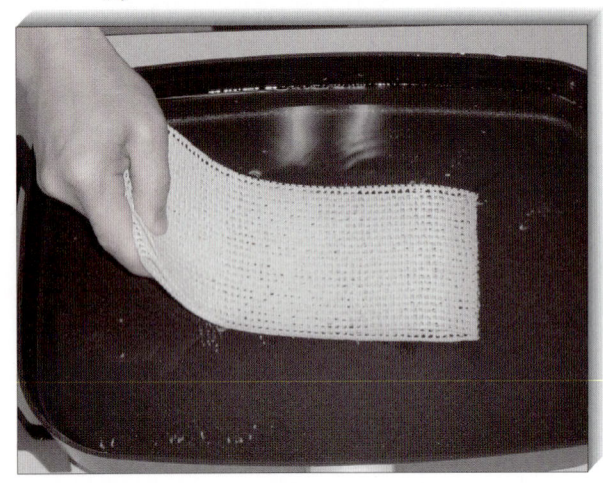

▶③ 湯の中に浸して軟化するのを待つ．

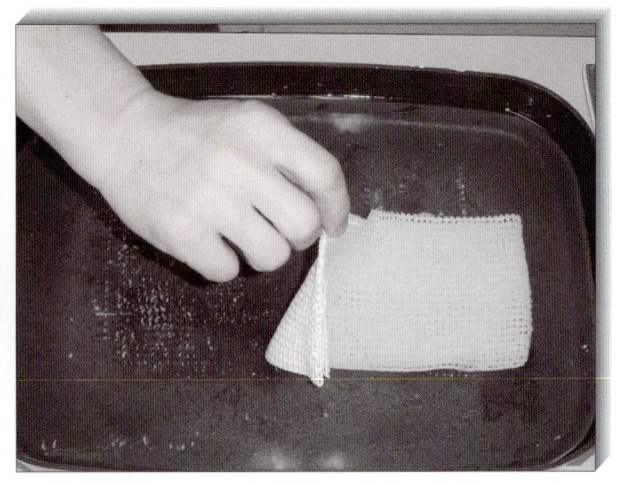

▶④ 軟化したことを確認したら引き上げる*．

> **メモ** お湯の中から引き上げた直後に患部にあてがうと熱傷を起こす恐れがあるため，注意すること．術者は，ピンセットで引き上げると安全である．

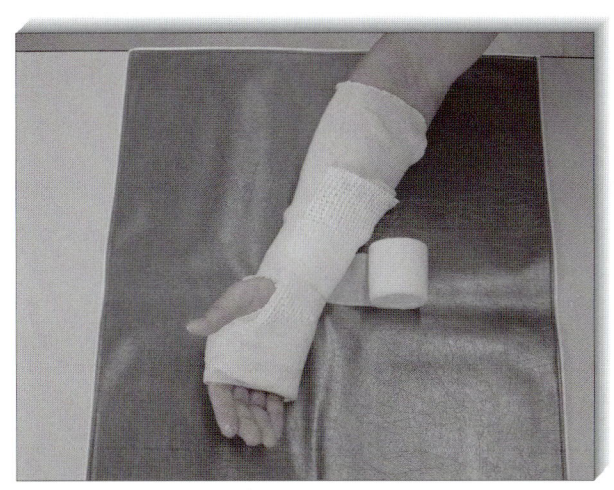

▶⑤ すでに被覆したストッキネット上に軟化したプライトンをおき，包帯を巻きながらモールディングを行う．包帯は硬化するまでの仮止めとする．

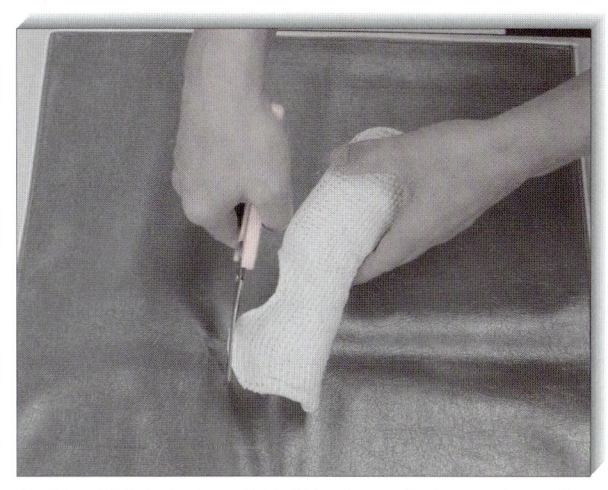

▶⑥ 硬化したら一旦はずして，でき上がったスプリントの不必要な部分をハサミでカットし，周囲の形を整える．再度，患部に適合させ，新しい包帯を巻いて固定を終える．

# 熱可塑性プラスチック材
## スプリントとして使用する例（その2）

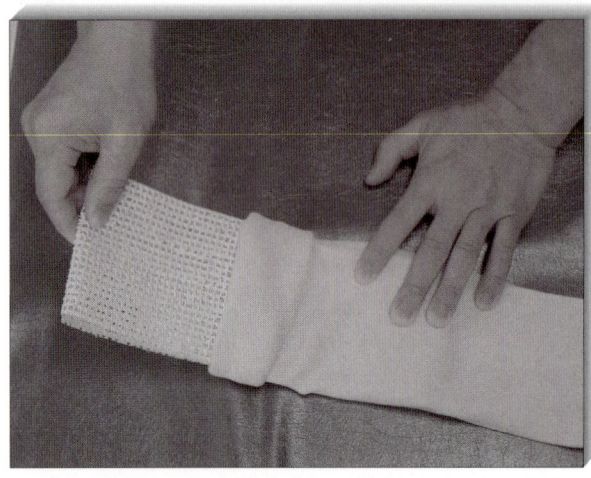

▶① プライトンを取り出し，前もってストッキネット内に挿入する．

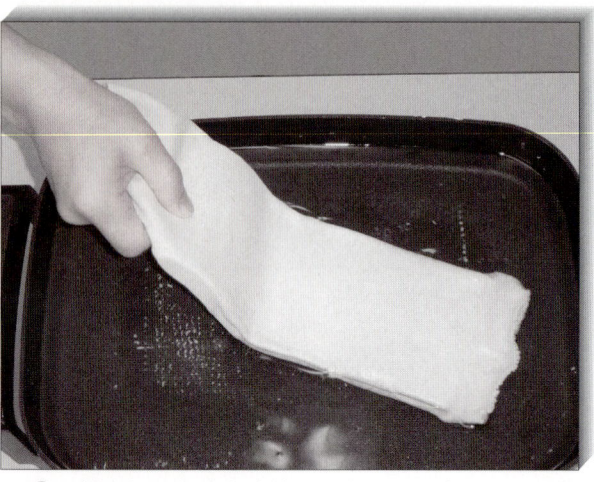

▶② 挿入したものを直接ヒートパンの中に入れ，軟化するのを待つ．

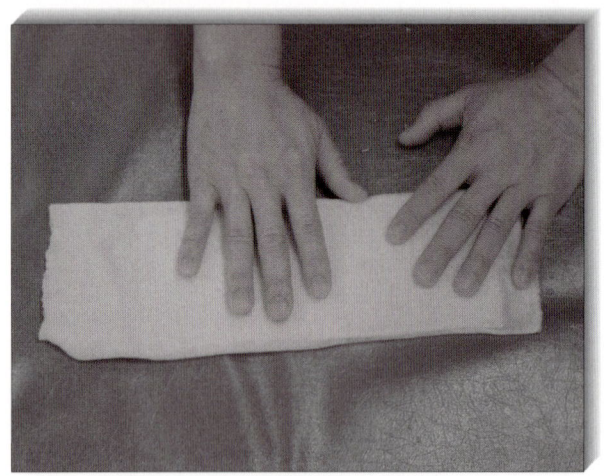

▶③ 軟化したことを確認したら取り出し，ストッキネットがシワにならないように手で十分にならす*1．

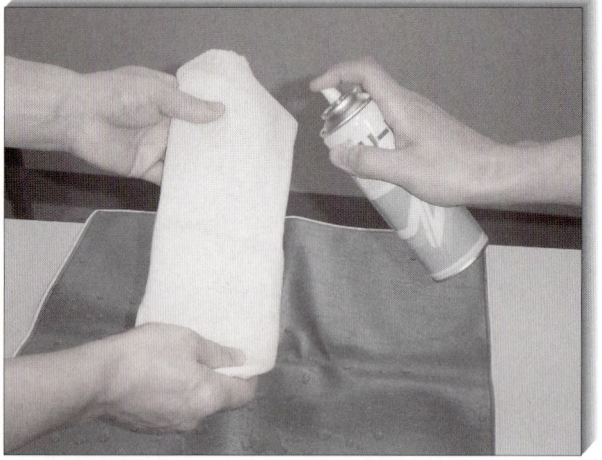

▶④ 皮膚に直接あてるためプライトンシーネの表面温度に注意し，場合によっては冷却スプレーなどで表面の温度を下げる*2．

---

メモ1　この場合，タオルを敷いてその上で水分を切る必要がある．

メモ2　この程度でキャストが硬化することはない．

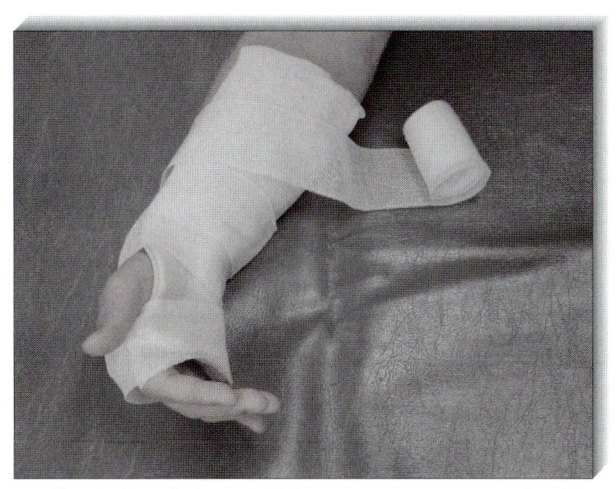

▶⑤ 目的の部位に直接あて，モールディングを行いながら包帯で固定する．包帯は仮止め[*3]とする．

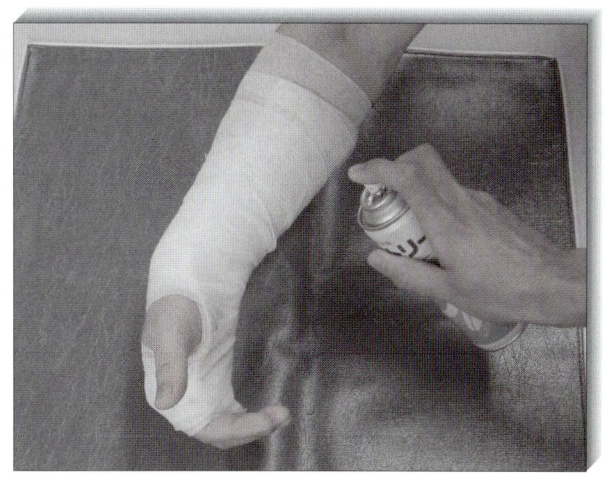

▶⑥ 仮固定後，硬化を早めるために冷却スプレーを使用しても良い．硬化したらスプリントをはずし，目的の形に成形する．再度，新しい包帯を巻いて固定を終了する．

> **メモ3** 仮止めとは，軟化したキャストが硬化するまでの間，仮に包帯を巻いて成型することをいう．

# 熱可塑性プラスチック材
## スプリントとして使用する例(その3)

固定にある程度の強度を要求される場合,ポリキャスト（アルケア社）などが使用される.

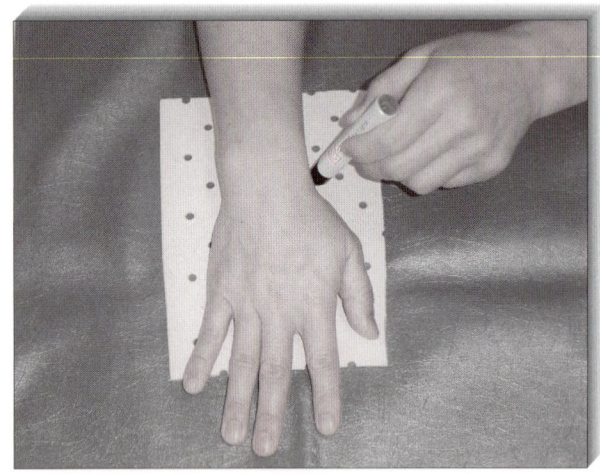

▶① ポリキャスト上で目的の部位に適合するようラインを引き,形を決める.

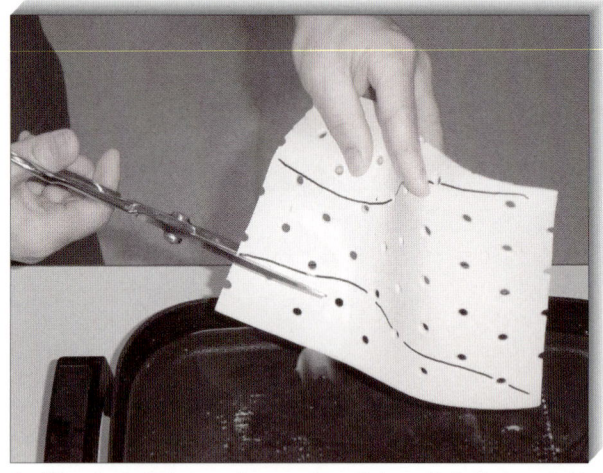

▶② そのままヒートパン内に入れて軟化するのを待つ.軟化したら取り出し,ラインに沿って切る*.

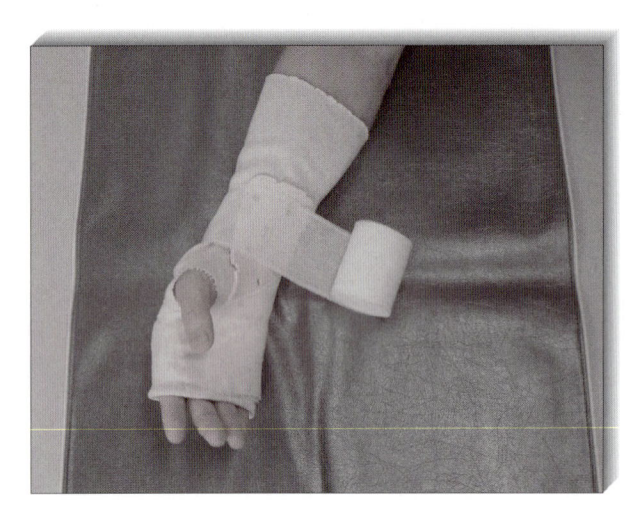

▶③ 前もって被覆したストッキネット上に軟化したポリキャストをあて,モールディングを行ないながら包帯で仮固定する.硬化後,でき上がったスプリントをはずして成形し,新しい包帯を巻いて固定を終了する.

(メモ) カットは軟化してからのほうが楽に行え,細かなカッティングが可能となる.

# 第二部　キャスト法の実際

　関節の固定には，いわゆる綿包帯，弾性包帯，テーピング，ギプス包帯，熱可塑性キャスト材，水硬化性キャスト材など様々な材料があり，目的によって使い分けられる．しかし，その基本とするところは同じである．固定の目的，強度，操作性を考慮した上で使い分ければよい．ただ，どの材料を使用する場合でも，包帯法の基本は知っておかなければならない．

　本書は，種々の関節に対する固定法，適する材料，主な疾患名を紹介しながら，固定肢位，材料の採型法，スプリントの当て方などを記載した．
　タイトル表示は，下記のとおりである．

| 関節名 | 材料名（Pliなど略語は4頁の表2を参照） |
|---|---|
| **タイプ**（キャスト，スプリント） | 固定法（ロングアームキャストなど）<br>主な疾患名（舟状骨骨折など） |

## I. 母指の CM, MP, IP 関節　Gip, PC-H

### キャスト　MP 外転位固定
### ベネット骨折, その他強固な固定が必要な場合

固定肢位は, 母指外転位, MP, IP 関節伸展位とする. 固定範囲は上腕下端から IP 関節近位までとし, 5～6 週間行う. その後, 上腕部分をカットする. 本骨折では整復後の保持がきわめて難しいとされている[*1]. したがって, 固定にあたっては, 十分なモールディングを必要とし, まず掌側から基節骨を押し上げ, 母指外転位保持のために CM 関節の背側から中手骨底に圧迫を加える.

**PC-H 使用例**

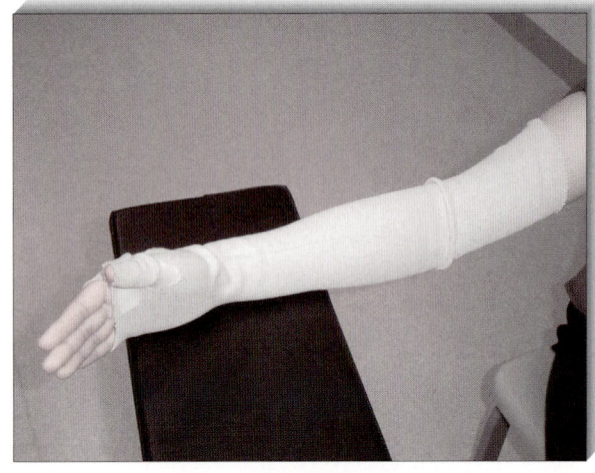

▶① ストッキネットを必要な範囲に挿入する.

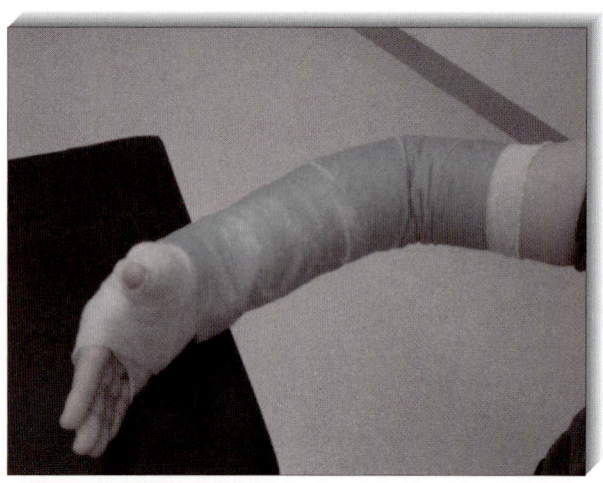

▶② ストッキネット上に下巻きをまく.

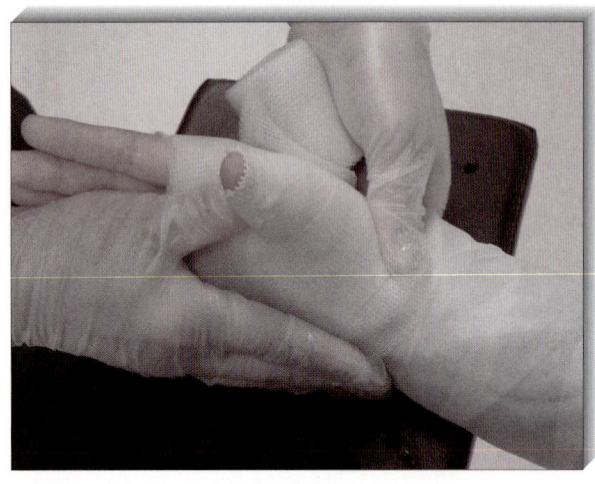

▶③ アンダーラップを巻く.

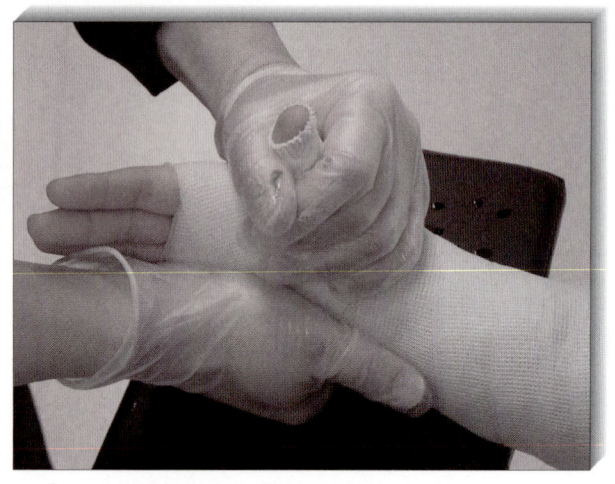

▶④ 母指を外転位に保持する[*2].

**メモ1**　整復位保持が困難な理由として, 長母指外転筋（第 1 中手骨底の外側に停止する）が中手骨底を外方へ引くためである.

**メモ2**　第 1 中手骨基部掌側の骨折に CM 関節の脱臼をともなっているため, 整復後の保持が難しく, 固定肢位は母指伸展・外転位で行う.

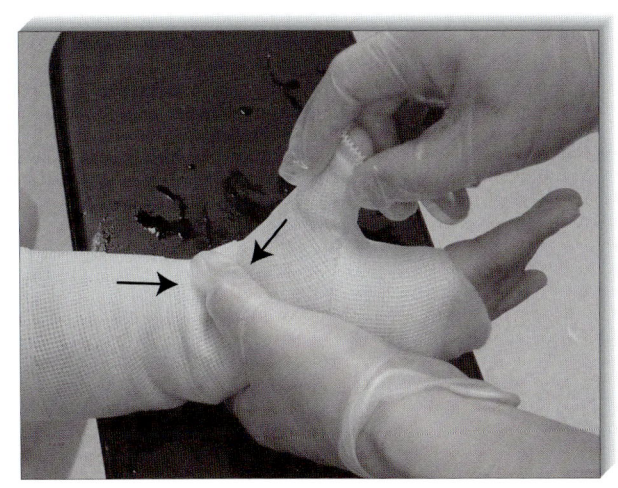

▶⑤ この肢位でプラスチック材を巻くが，まず掌側から基節骨を押し上げ*3，さらに母指外転位保持を目的に母指のCM関節に術者の母指をあてて（矢印）モールディングしながら巻きすすめる．

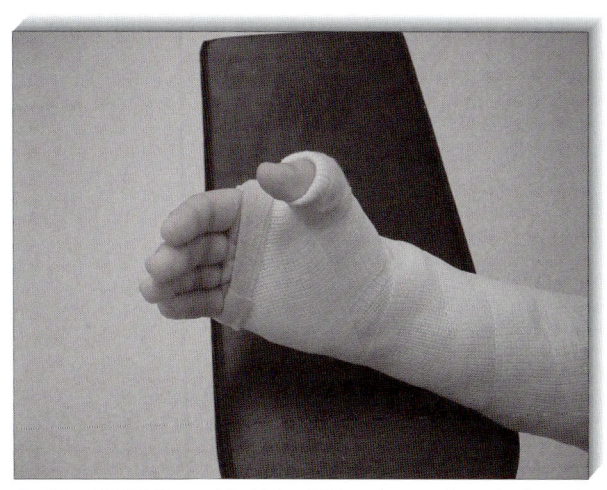

▶⑥ IP関節の可動性を確認の上，ストッキネットを折り返して固定材料の端をテープ等で整える．

最後に，他の4指はMP関節の可動性が確保できているかどうかを確認しておく．また，X線で再転位の有無を確認し，キャストの巻き直しを必要と判断すれば，労をいとわず直ちに行わなければならない．

(メモ3) 基節骨を掌側から押し上げる操作が重要である．

## I. 母指の CM, MP, IP 関節　Gip, PC-H, Poly C, Pli

### スプリント　MP 外転位固定
### ベネット骨折，その他転位の少ない場合

転位のないベネット骨折，CM 関節捻挫など，整復を必要としない軽い症例を対象とする．固定範囲は前腕近位から IP 関節の近位までとし 2～3 週間行う．

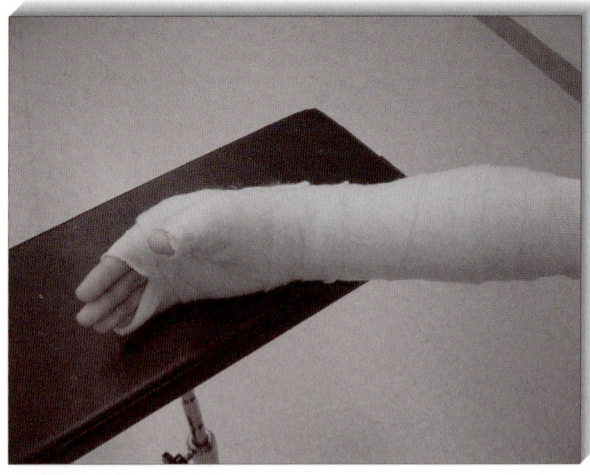

**PC-H 使用例**

▶① ストッキネット，下巻き，アンダーラップを巻く．

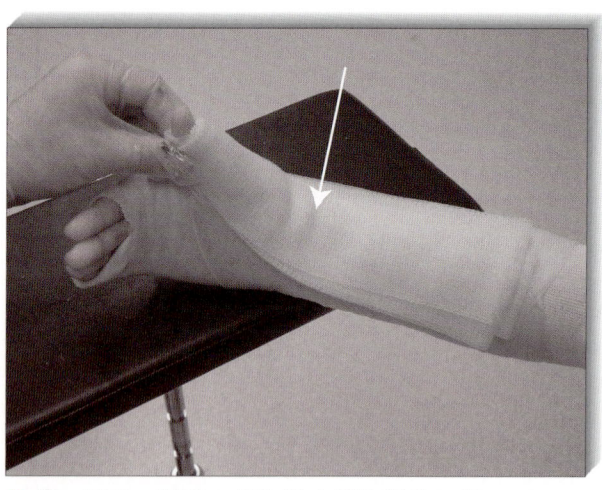

▶② 三重～四重の PC-H を固定肢位に沿ってモールディング（矢印）しながらあてる[*1]．

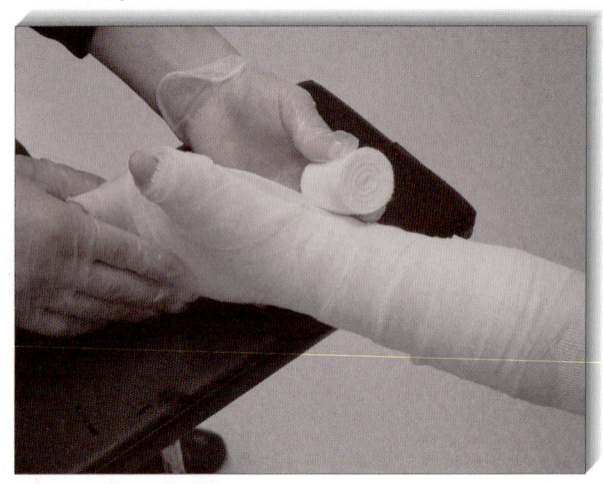

▶③ 包帯で仮固定する．

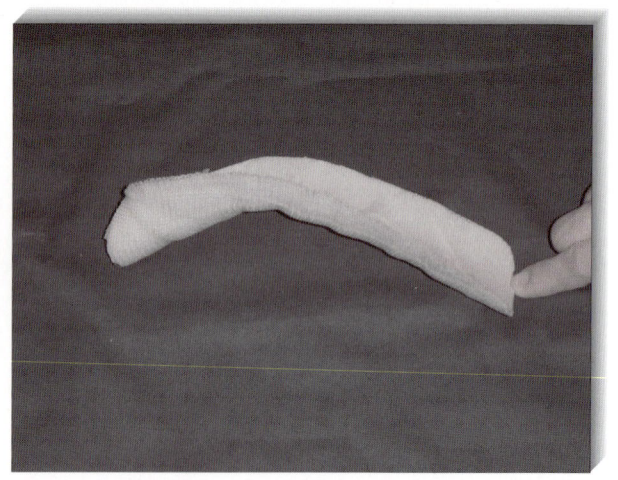

▶④ 一旦はずして，不必要な部分をトリミングする．

> **メモ1**　母指は伸展・外転位とし，手掌は母指球を十分に覆う範囲とする．また，CM 関節の背側を十分に押さえ込んでモールディングすることが重要である．

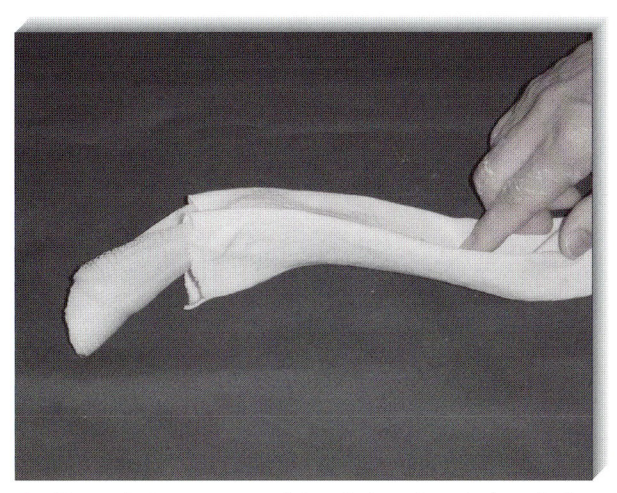

▶⑤ でき上がったスプリントをストッキネット内に挿入する．

▶⑥ ストッキネットの両端を外側に折り曲げてテープ等で整える．

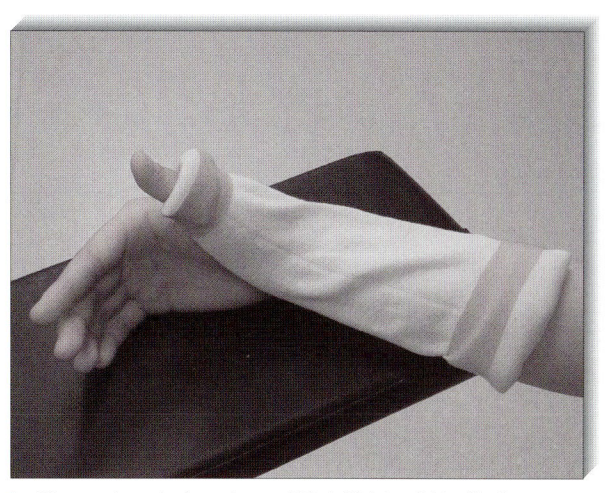

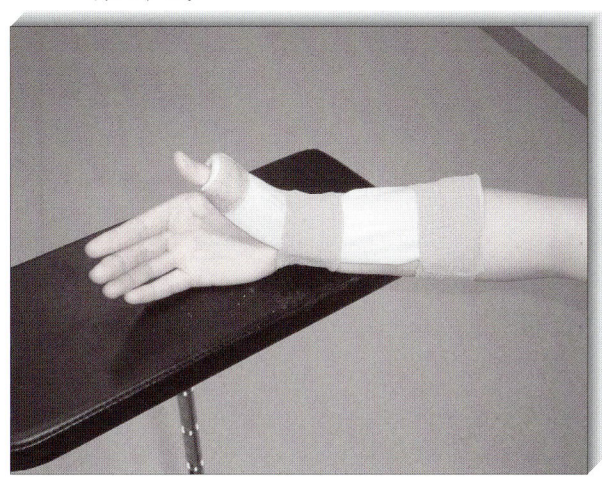

▶⑦ 患部にあてて弾性包帯，COBANなどで固定する．IP関節の可動性を確認しておく*2．

> **メモ2** 写真はCOBANを使用して3カ所で固定しているが，初期は手関節を含めて全周を包帯等で固定することになる．

## I. 母指のCM, MP, IP関節　Gip, PC-H

## キャスト　ロングアームキャスト・ショートアームキャスト
### 舟状骨骨折[*1]

### ■ 1．ロングアームキャスト（long arm cast）

骨折部の固定と同時に，前腕の回内・回外制限を目的とする場合，固定肢位は肘90°屈曲位，前腕中間位，手関節軽度橈・背屈位（グラス・ホールディング・ポジション：glass holding position）とする．固定範囲は上腕からMP関節まで，固定期間は4週間とする．その後ショートアームキャスト（short arm cast）に変更して，肘関節の自動運動を開始する．

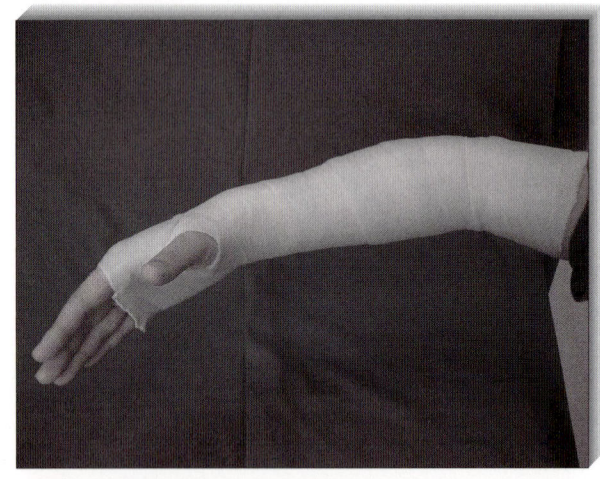

**PC-H使用例**

▶① 目的の肢位をとり，ストッキネット，下巻き，アンダーラップを巻く[*2]．

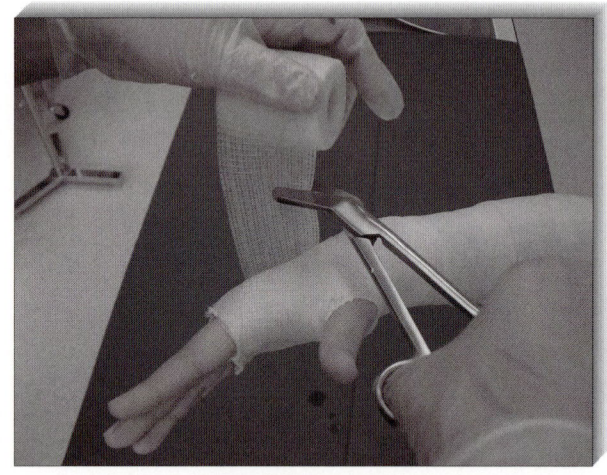

▶② PC-HをMP関節近位から巻き進める．母指はグラス・ホールディング・ポジションとする．母指の周囲を巻く方法としてPC-Hの一部にハサミで切れ目をいれながら巻くとシワができにくい．

---

**メモ1**　ここでは舟状骨骨折に限ったロングアームキャスト法を紹介する．その主たる目的は，本骨折が前腕の回内・回外制限を必要とするからである．その他に，上腕骨遠位端骨折（顆上骨折，内側・外側上顆骨折等）にも当然ロングアームキャストは使用されるが，この場合は肘関節の固定が主となるため，固定範囲は上腕近位（腋窩の下）からMP関節までとなる．上腕骨遠位端骨折の固定法は，本法（舟状骨骨折）と大きく変わらないが，骨折によって前腕の肢位（回外位，中間位，回内位）を考慮しなければならない．

**メモ2**　前腕に回内・回外が生じると，橈骨の長軸方向の動きにより舟状骨を突き上げる．前腕の回内・回外を制限するには，MP関節から上腕を固定（ロングアームキャスト）する．

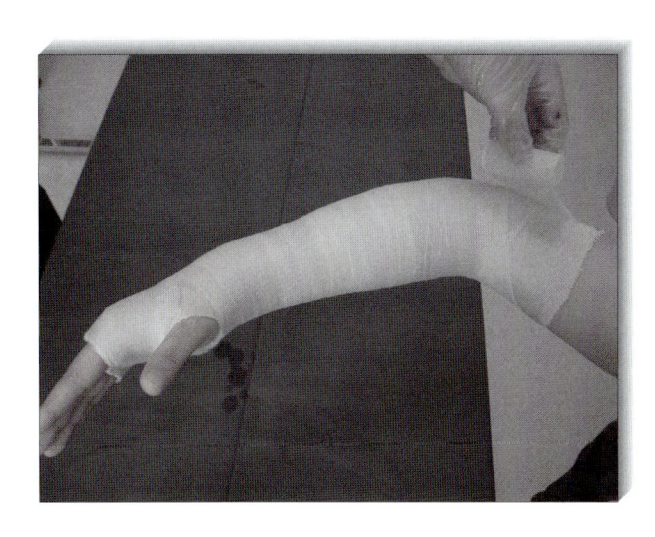

▶③ 全周にわたって上腕遠位まで環状に巻く．舟状骨骨折では約4〜5週間，前腕骨骨折では約3〜4週間，この状態を継続する．

## ■ 2．ショートアームキャスト（short arm cast）

　　固定肢位は前腕中間位，手関節軽度橈・背屈位（グラス・ホールディング・ポジション），固定範囲は前腕からMP関節までとする．巻き方はロングアームキャスト（long arm cast）に準ずる．

## I. 母指の CM，MP，IP 関節　Gip, PC-H, Pli

### スプリント　ショートアームスプリント
#### 舟状骨骨折を疑う場合

　舟状骨骨折では，ロングアームキャスト（long arm cast）から 3〜4 週間の後，仮骨形成の状況をみてショートアームキャスト（short arm cast），あるいはショートアームスプリント（short arm splint）に巻きかえる．また，初回の X 線で骨折が認められなくても限局した圧痛がある場合，1〜2 週間後の X 線撮影までは簡易な固定（本法）を行わなければならない．

Pli 使用例

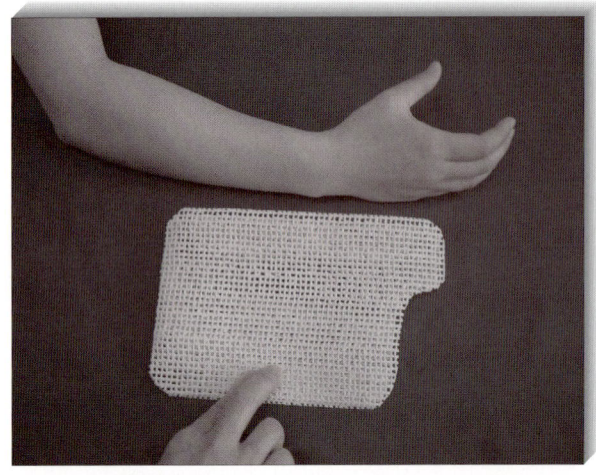

▶① 手関節軽度橈・背屈位（glass holding position）の肢位に沿うように Pli の型をとってカットする．

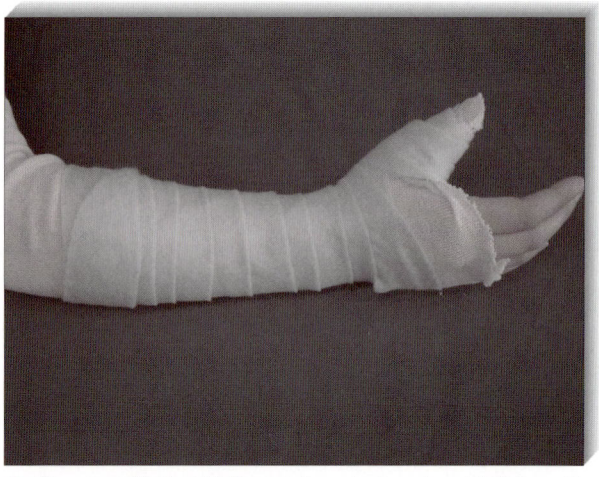

▶② この肢位で通常のストッキネット，下巻き，アンダーラップを巻く*¹．

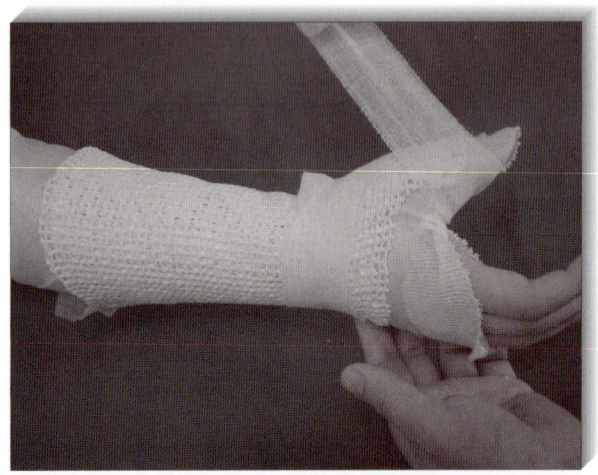

▶③ Pli を母指に沿わすようにして前腕の背側からあて，包帯で仮止めする．固定範囲は母指 IP 関節から前腕の中央までとする*².

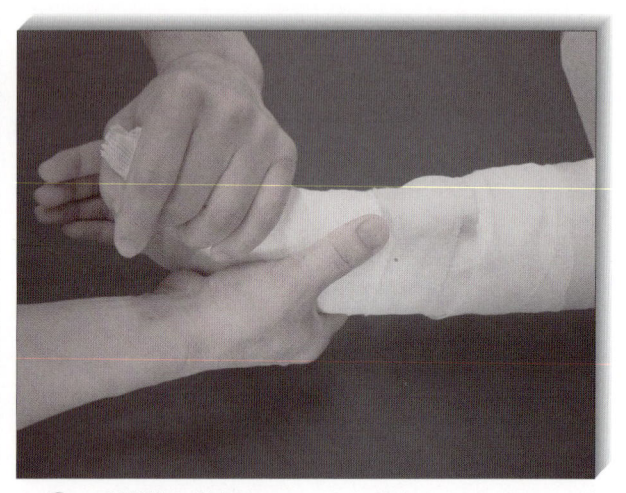

▶④ 手関節の橈側において十分なモールディングを行い，硬化を待つ．

メモ1　ストッキネットを母指に適合させるには，余裕をもたせてストッキネットを折り曲げ，あらかじめテープで固定しておくとよい．

メモ2　固定範囲は母指球を十分に被覆・固定できるものとする．目安として，舟状骨結節が完全に覆われていることが挙げられる．

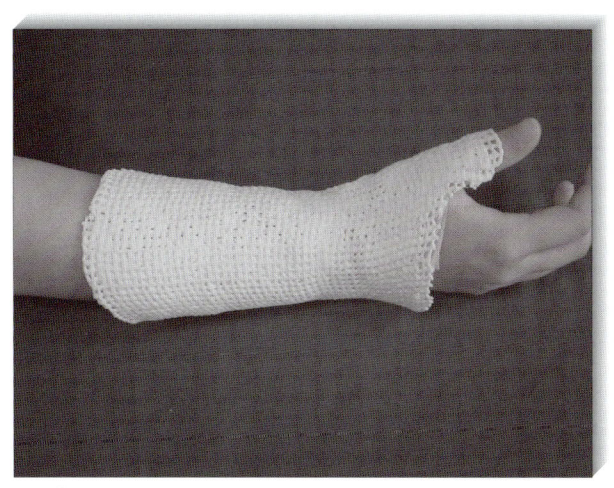

第二部 キャスト法の実際 37

▶⑤ 硬化後，不必要な部分をカットし適合を確認する．

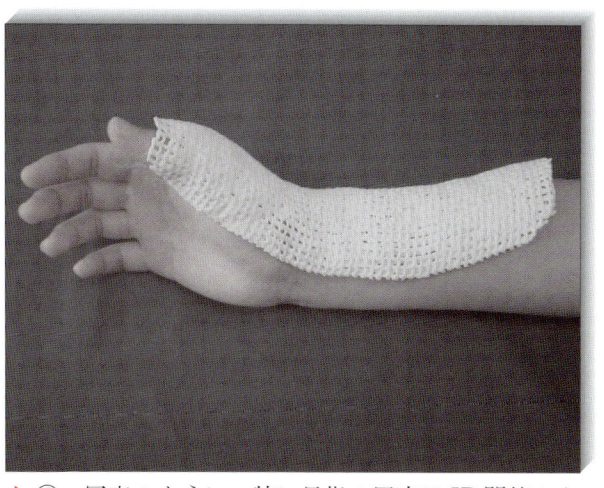

▶⑥ 写真のように，特に母指の固定はIP関節から母指球までを含むものとする．

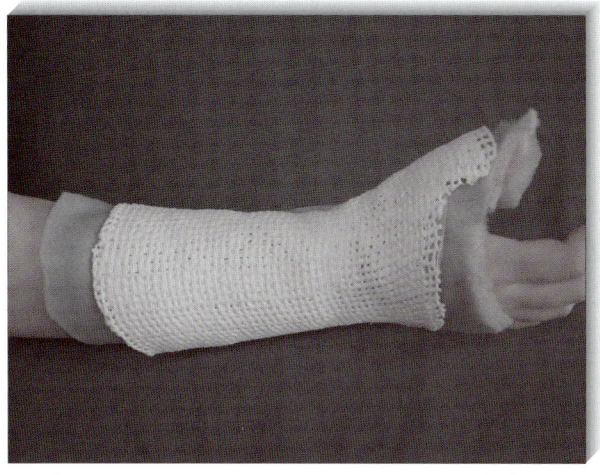

▶⑦ キャストの下に下巻きを挿入して再度患部にあてる*3．

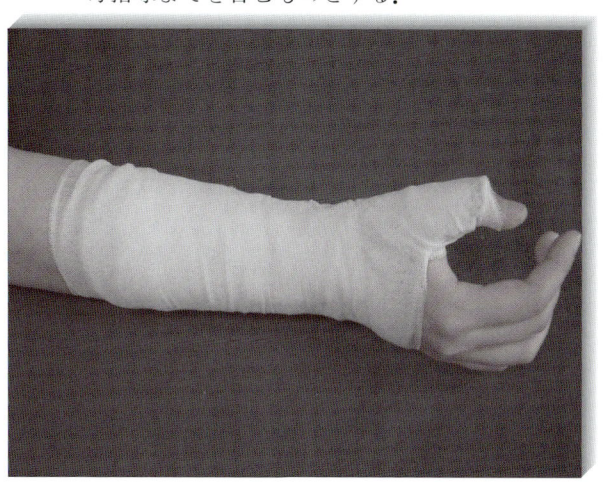

▶⑧ 新しい包帯で巻きなおし，固定を終える．IP関節が動くか確認する．

**メモ3** 写真はキャストを除去したときのモデルを示す．

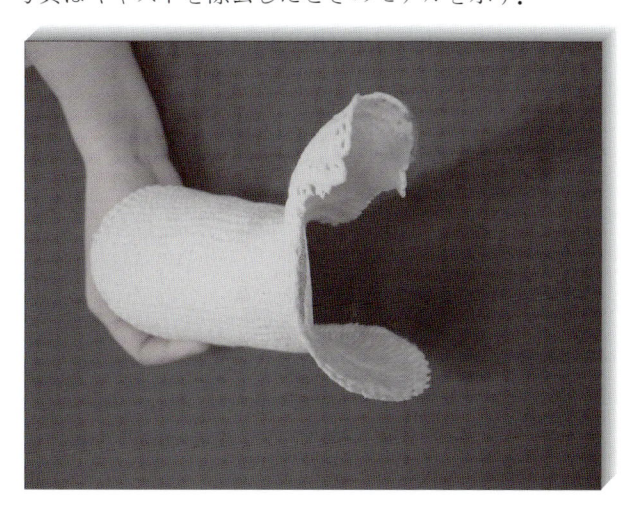

# Ⅰ. 母指の CM，MP，IP 関節　PC-H，PC-S，Pli

## スプリント　CM 外転位固定
### 母指の捻挫(1)

母指の MP 関節捻挫（O'Donoghue 分類の 1 度，2 度）では広範囲な固定は必要なく，前腕遠位から IP 関節の近位までとする．したがって，良肢位としての CM 関節外転位，MP 関節軽度屈曲位が保持されていればよい．

**PC-H 使用例**

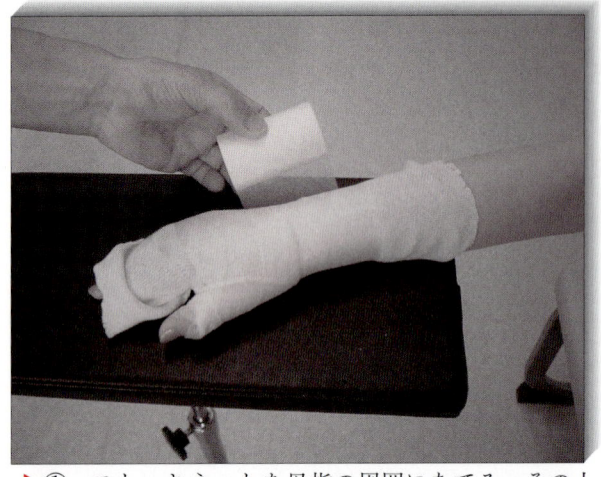

▶① ストッキネットを母指の周囲にあてる．その上からアンダーラップを巻く．

▶② PC-H を三重に折り，板状とする*1．

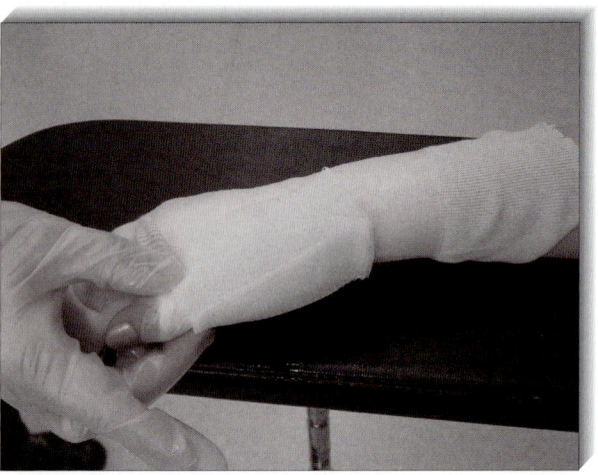

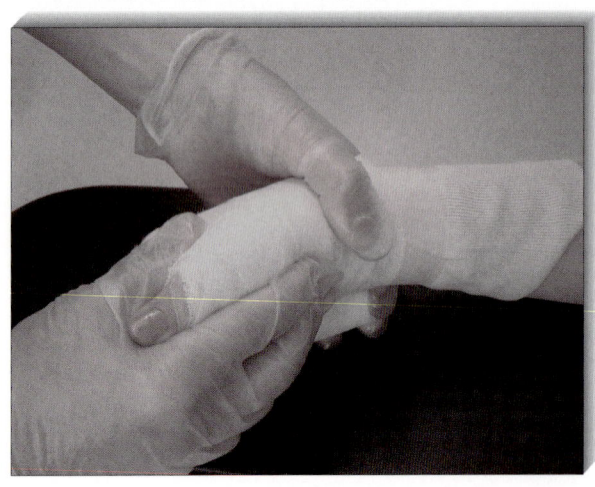

▶③ 母指の外側から PC-H をあてて包帯で仮固定する．硬化後，除去して四隅と不必要な部分をトリミングする．

---

**メモ1**　筆者らの調査では，PC-H を三重と四重折りで比較した場合，その強度に違いはみられず，三重折りで十分な固定力が得られることを確認している．

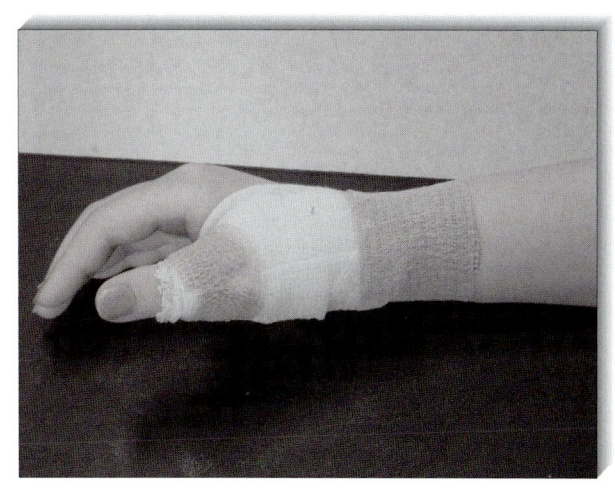

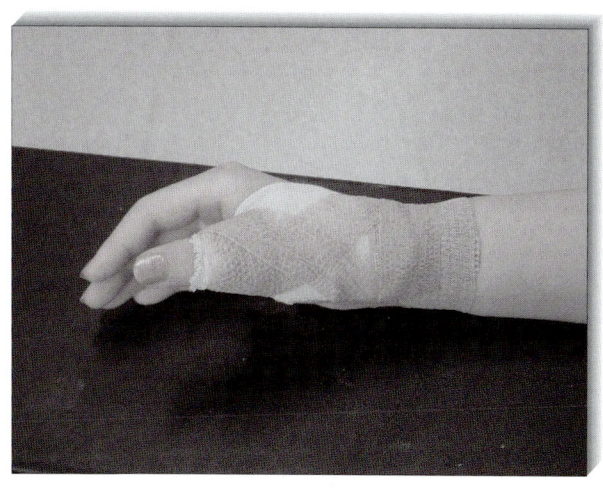

▶④　最後に，弾性包帯で固定する．手関節の固定を必要としない場合は，COBAN で写真のようにスプリントの両端（写真④左）で固定，あるいは交叉して（写真④右）固定を終える*2．

メモ2　母指 IP 関節の可動性が保たれていることを確認する．

# I. 母指の CM, MP, IP 関節　PC-H, PC-S, Pli

## スプリント　CM 外転位固定
### 母指の捻挫(2)

母指の MP 関節捻挫がさらに手関節に至って広範囲に受傷した場合，両関節を含む大きさのスプリントを考慮する．固定材料は PC-H, Pli のどちらでもよいが，ここでは Pli の使用法を説明する．

**Pli 使用例**

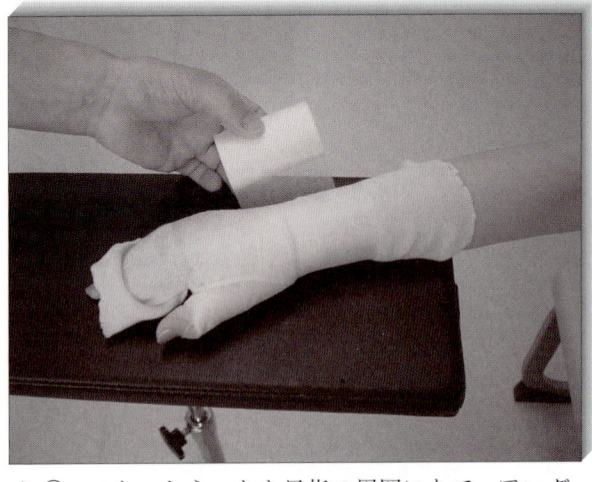

▶① ストッキネットを母指の周囲にあて，アンダーラップを巻く．

▶② Pli を目的の強度に応じて 3〜4 回折り曲げ，写真のような型にカットする*1．

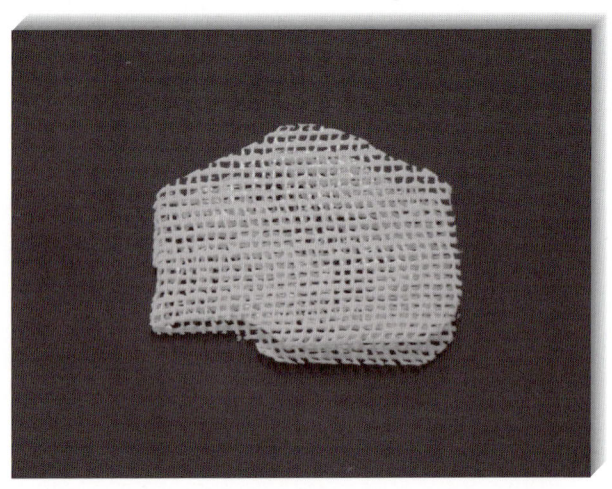

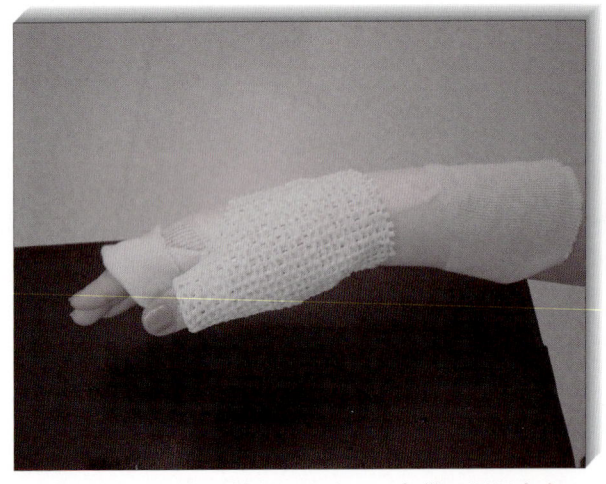

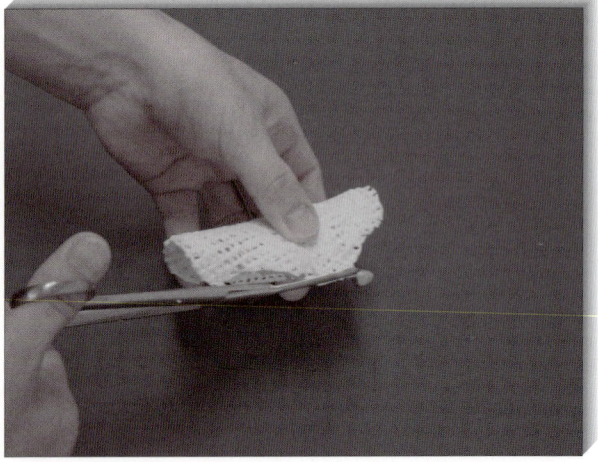

▶③ Pli を母指の外側からあて，包帯で仮固定する．

▶④ 硬化後，とりはずし，さらに不必要な部分をトリミングする．

---

**メモ1**　Pli の折り曲げる回数についての調査では，少なくとも 3 回以上で固定力は十分なものとなる．

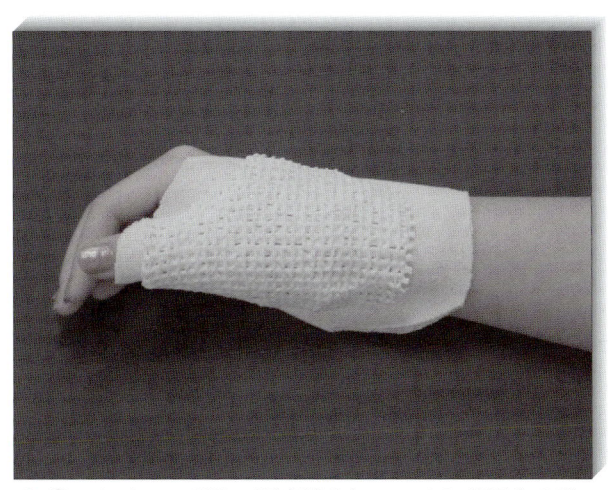

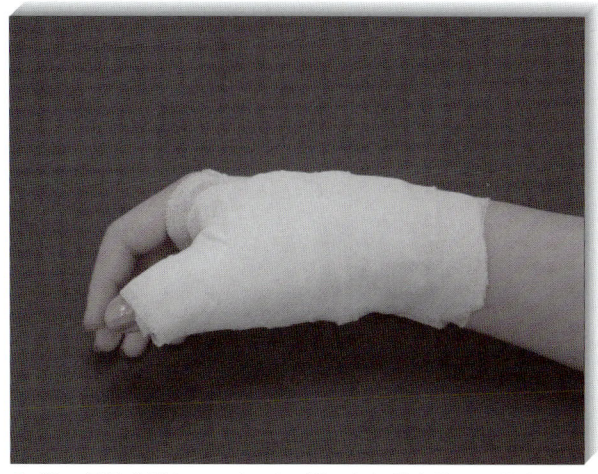

▶⑤ トリミング後，再度適合しているか確認する*²．

▶⑥ 目的を達していれば，新たな包帯を巻いて終える．

**メモ 2** 母指 IP 関節屈曲の可動性を保つこと．

# I. 母指の CM, MP, IP 関節　PC-H, PC-S, Pli

## スプリント
## CM 外転位固定
### 母指の捻挫：重度，中等度

高齢者で母指の重度な捻挫（O'Donoghue 分類の 3 度を含む）の場合，特に観血療法に耐えられない，あるいは拒否されるケースにおいては，本人の納得のうえで本法を試みることも選択肢の一つである．

**Pli 使用例**

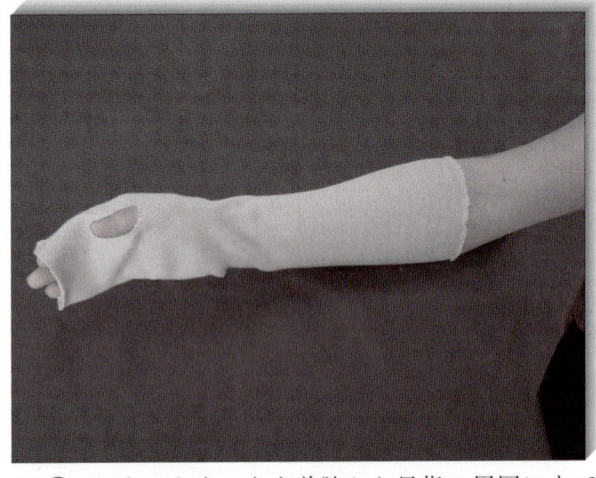

▶① ストッキネットを前腕から母指の周囲にあてる．

▶② 下巻き，アンダーラップを巻く．

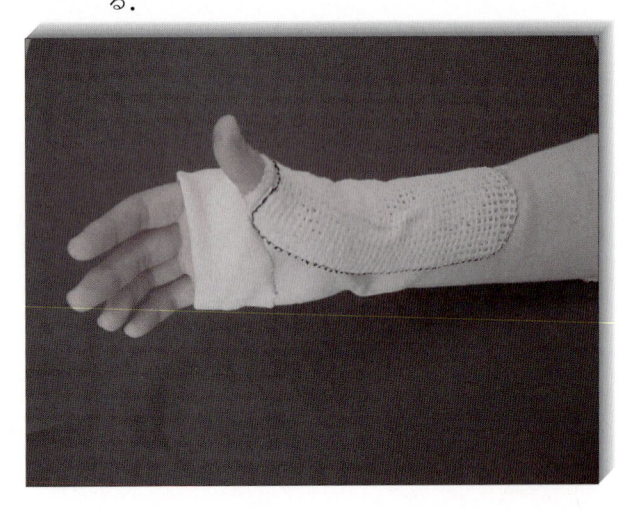

▶③ Pli を目的の強度に応じて 3～4 回折り曲げ，母指外転位で IP 関節から手関節にかけて固定する．硬化後，あらためてストッキネット上に包帯で固定する*．

**メモ**　重度な捻挫の場合，最初の 1～2 週間は IP 関節の遠位までを固定することもあるが，高齢者では拘縮が早期に発生しやすく，回復も遅れることから注意を要する．

## II. 指関節　PC-H, Poly C, Pli

### スプリント　DIP 伸展位固定（板状タイプ）
#### マレットフィンガー

　末節骨底の背側につく指伸筋腱断裂，剥離骨折に対して，DIP 関節伸展位で約 6〜8 週間固定を行う．ただし，剥離骨折で 30％以上の関節面での骨片を認めた場合は観血療法の適応と考える．固定肢位は，DIP 関節伸展位，板状のスプリントは指の掌側，あるいは背側のどちらにおいても良いが，ここでは指の背側におく場合を紹介する．

**Pli 使用例**

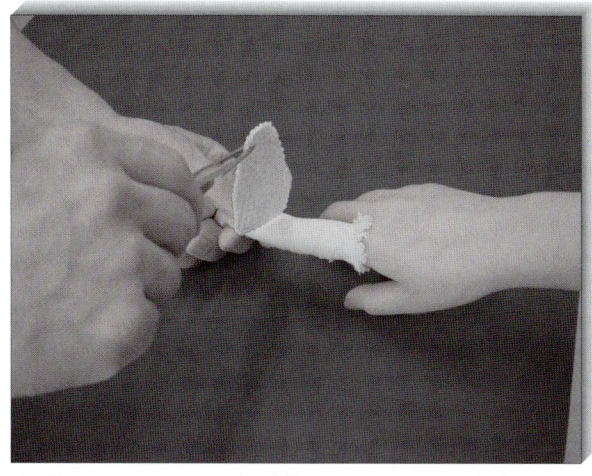

▶① ストッキネットを指にはめ，Pli を指背に適合するように型どる*1．

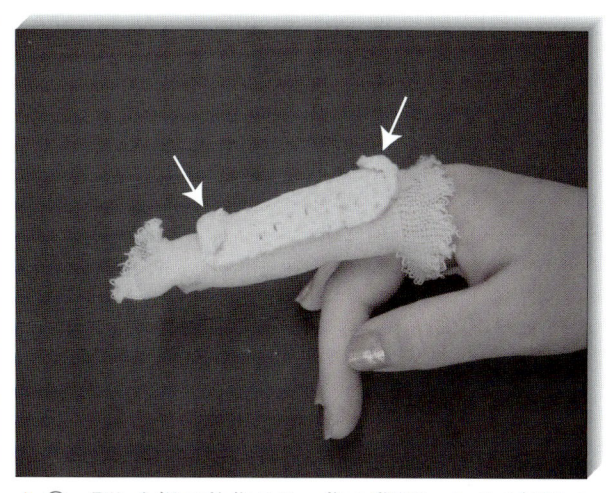

▶② Pli を湯で軟化させ，指の背側にあてて包帯で仮固定し，硬化するのを待つ*2．硬化後，不用な部分をカットする．

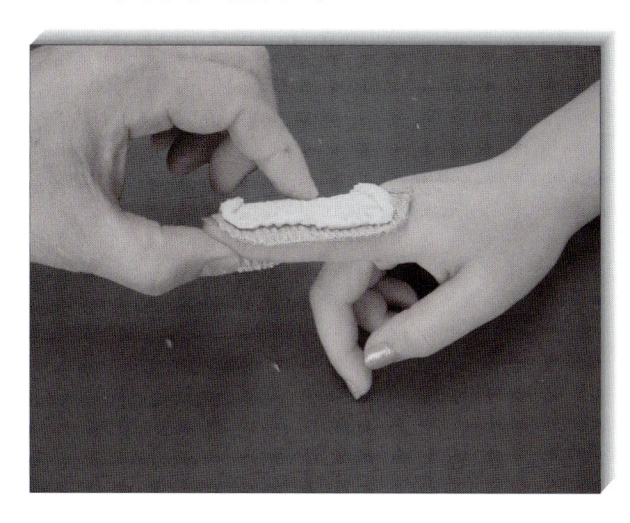

▶③ Pli の下に新たなガーゼなどを敷き，DIP 関節が伸展位に保持されていることを確認する*3．

**メモ1**　固定範囲は指尖から PIP 関節を含む方法と含まない方法がある．いずれでもよいが，筆者の調査では PIP 関節を含まなくても指伸筋腱付着部へのストレスは変わらず，ポイントは 6〜8 週間という固定期間をいかに継続させるかにある．

**メモ2**　Pli の両端を曲げておく（矢印）と，強度が高まり安定しやすい．

**メモ3**　**メモ1** にも説明したが，PIP 関節まで含んで固定する場合，PIP 関節は屈曲位とする方が機能解剖学的には正しいが，屈曲位を維持することの困難さは経験した者であれば理解できると考えられる．したがって，今回は PIP 関節伸展位での固定法を取りあげた．PIP 関節は屈曲位とすることもある．

| Pli 使用例：テープによる方法 |

Pli 固定は種々工夫すれば良いが，テープによる方法を以下に示す．

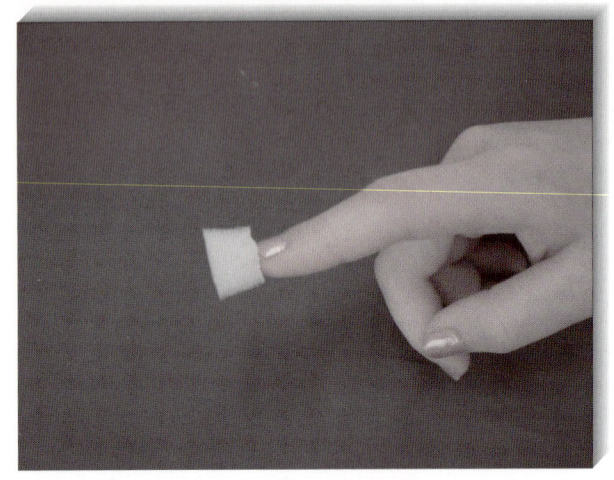

▶① 指尖の除圧を目的にスポンジをあてる*1．

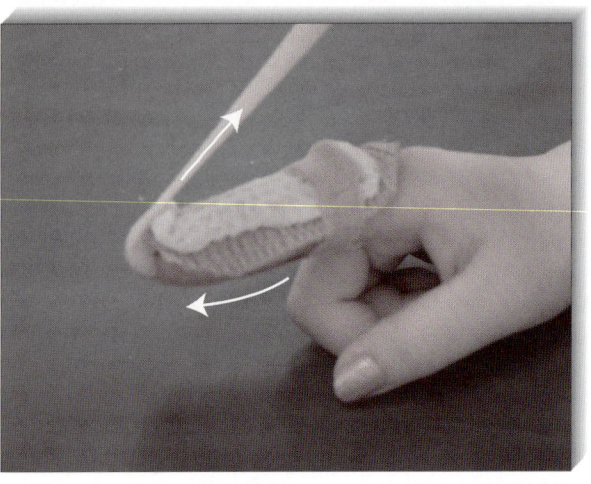

▶② プライトンを基節骨にテープで止め，指掌近位から遠位に向かってテープを走らせ指尖からさらに背側近位に向かって MP 関節まで貼る（矢印）*2．

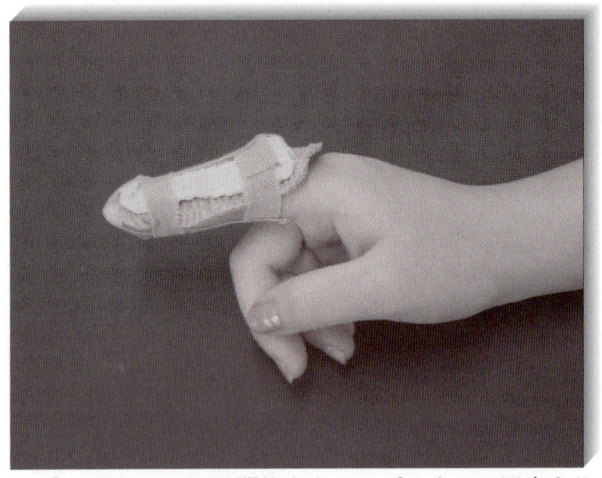

▶③ 最後に，DIP 関節上をテープで止めて固定を終える．

▶④ その後，包帯やネット包帯などで被覆する．

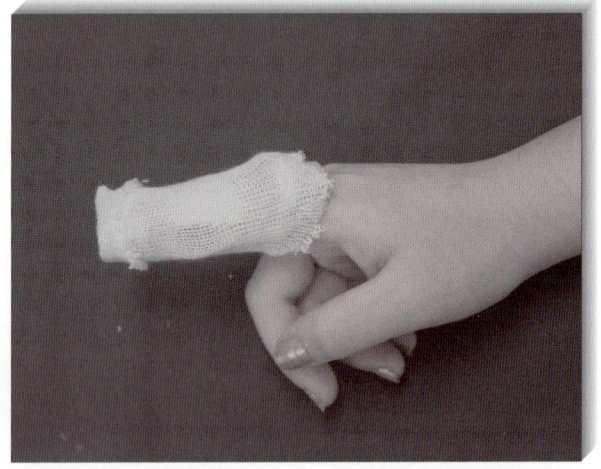

メモ1　指尖の除圧を忘れると，脈打つような痛み，不快感を訴え，治療が継続できなくなる．

メモ2　テープを貼る注意点として，決して強く引っ張らないことである．また，テープを貼る順序を正確に守り，指背から指掌へ向けることがあってはならない．

## II. 指関節　PC-H, Poly C, Pli

### スプリント　DIP伸展位固定（ラセン状タイプ）
### マレットフィンガー

　ラセン状タイプは固定の3点支持の原理に沿うものである．したがって，支持するポイントを確認の上，操作をすすめなければならない．この方法はPIP関節を屈曲位に保持し，同時にDIP関節を伸展させることを目的とする．固定肢位はPIP関節屈曲位，DIP関節伸展位を基本とする．

**Poly C 使用例**

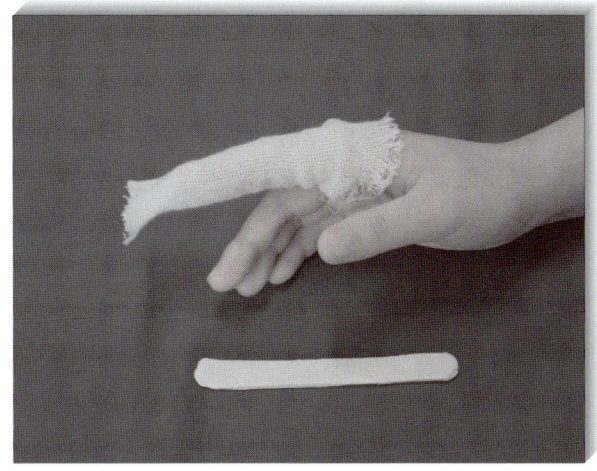

▶① ストッキネットを指先からMP関節まではめる．

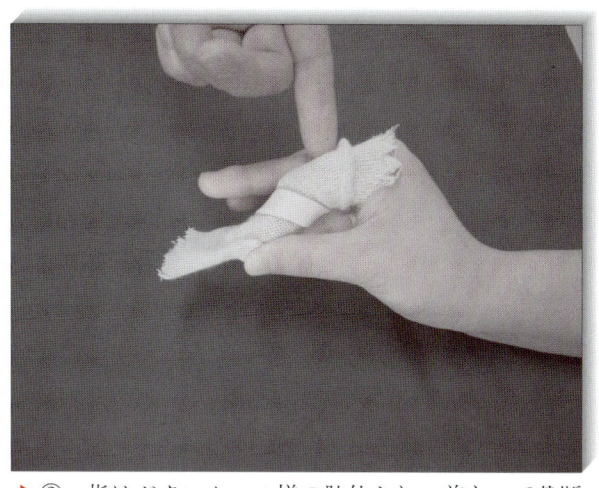

▶② 指はボタンホール様の肢位とし，前もって裁断したPoly Cを軟化させ，基節骨からラセン状に末梢に向かって進める．

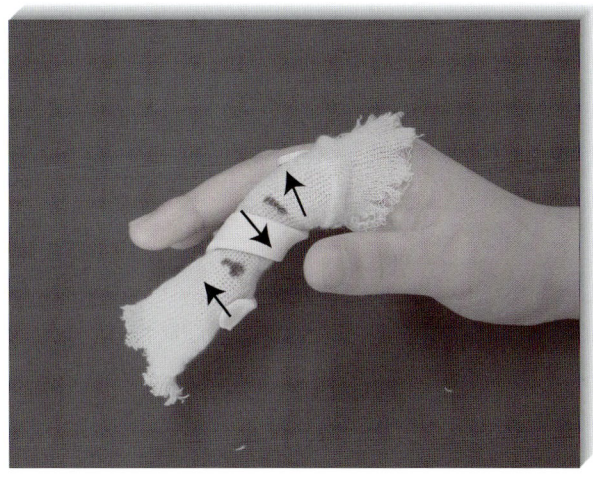

▶③ 末節骨はやや過伸展位を目安とする．結果的に，PIP関節60°屈曲位，DIP関節伸展位*となるようにする（矢印）．

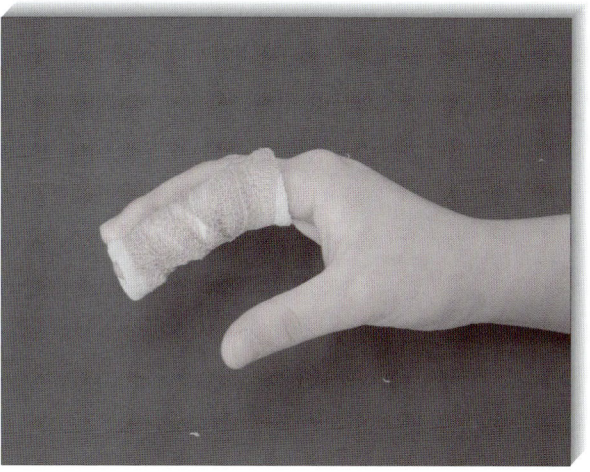

▶④ 最後にネット包帯，あるいはCOBANなどで固定する．

**メモ**　3点支持の原理に従う．特に中節骨で掌側，末節骨で背側方向に向くように沿わせることが重要である．

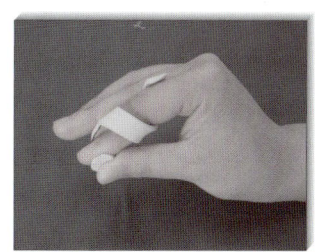

## II. 指関節　PC-H, Poly C, Pli

### スプリント　MP, PIP, DIP 屈曲位固定
### 指骨骨折，指関節捻挫

　指骨骨折の多くは掌側凸の変形をきたすため，各指関節を屈曲位で固定することになる．例外的に中節骨の浅指屈筋腱付着部より中枢の骨折では背側凸の変形となる．ここでは，整復後，屈曲位とする良肢位での固定法を説明する．症例により固定材料は，背側・掌側のいずれにあてても良い．下記は第4指中節骨遠位の骨折を仮定して行っている．

**Pli 使用例**

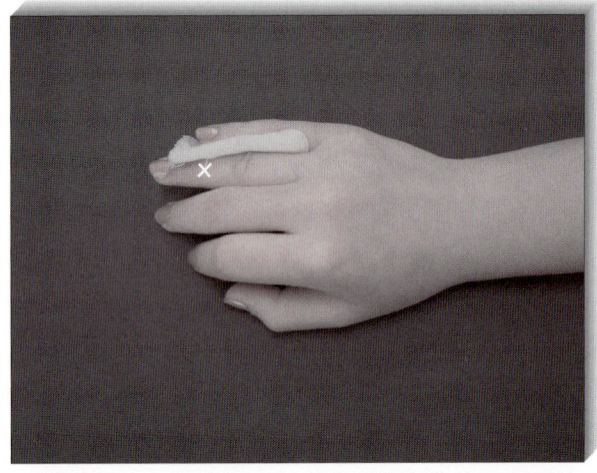

▶① 第4, 5指間のかぶれを予防するため，指間にガーゼを入れる*1（×は骨折部）．

▶② ストッキネットを前腕から第4, 5指にかけ，他の指は自由に動くようにしておく．

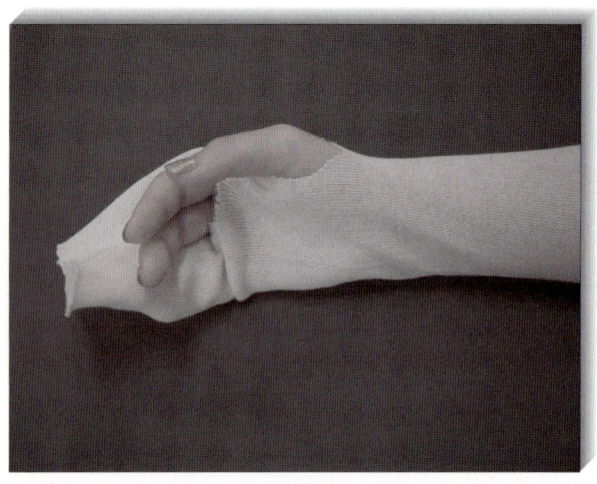

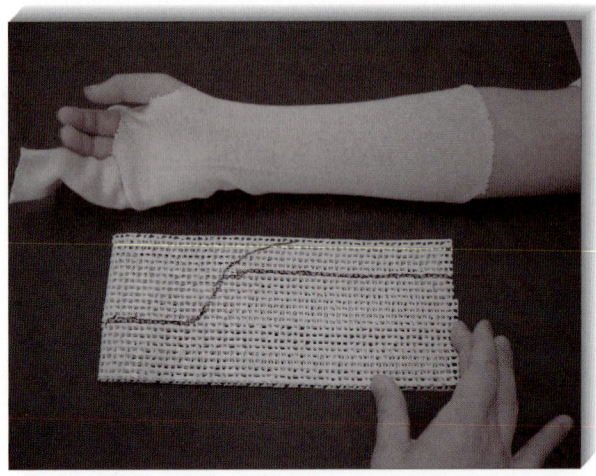

▶③ MP, PIP, DIP 関節は軽度屈曲位，手関節軽度背屈位とする．三重に折り曲げた Pli 上で必要な大きさにトレースする．

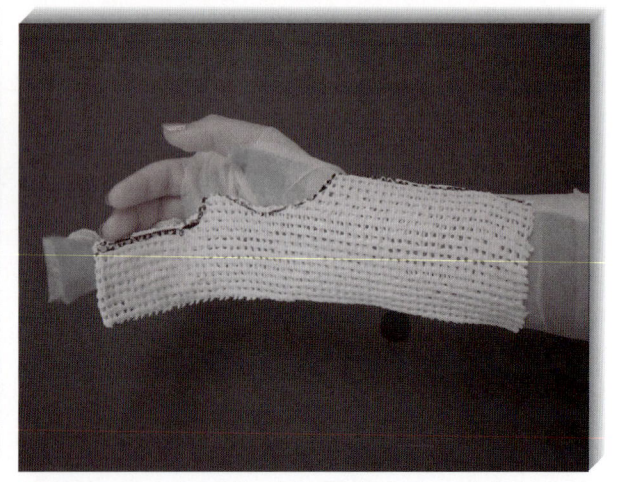

▶④ カットした後，湯で軟化させて手掌にあてる*2．

**メモ1**　第4指の骨折に対しては，回旋変形を防ぐために，第3指あるいは第5指の隣接指とともに固定する．1指のみの固定は不快であって患者も好まない．また，指の機能上，第3指よりは第5指との固定が ADL 上都合がよい．ガーゼの使用は，皮膚間のかぶれ，むれを防ぎ，治療を継続する上で重要となる．

**メモ2**　Pli を手掌にあてた時，母指球が完全に自由となっていることを確認しておく．

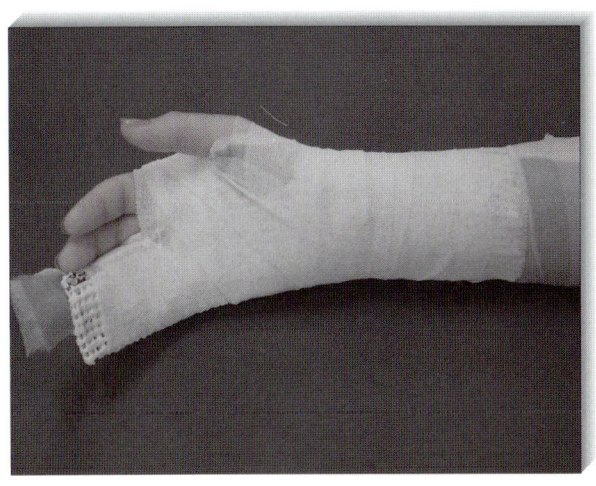

▶⑤ Pli を固定肢位にモールディングする．硬化したら一旦除去し不要な部分をトリミングする．

▶⑥ ストッキネット内に Pli を挿入する*3．

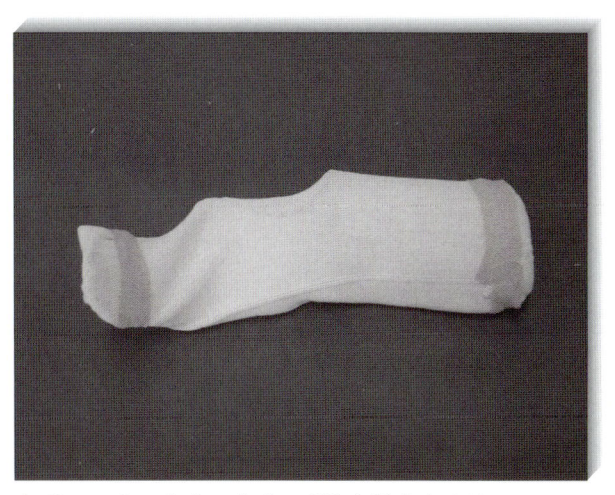

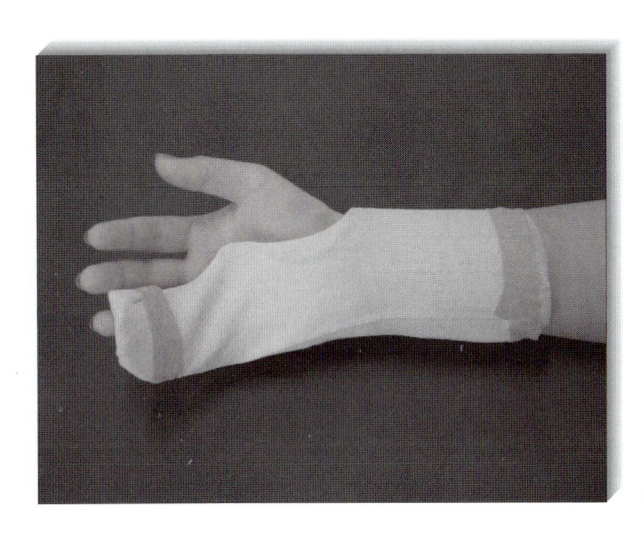

▶⑦ そののち，患部に固定する*4．

(メモ3) この方法は術者の好みによって選択すればよい．すなわち，ストッキネット内に挿入しなくてもよい．

(メモ4) 第4指中節骨遠位の骨折を仮定したので，固定範囲は前腕から指先までとなる．当然，周囲は包帯によって完全に固定される．第1〜3指は自由に動かせることがポイントである．

## II. 指関節 PC-H

**スプリント** Extension block
基節骨骨折

　基節骨骨折は比較的発生頻度が高いといえる．本骨折は掌側凸の変形をきたすためMP関節90°屈曲位で固定するが，基節骨の背側には伸筋腱膜展開部が，掌側には屈筋腱が骨膜と密に接しており，癒着をきたしやすい部位でもある．したがって，必要な固定以外は指の運動を可能としなければならない．Extension blockは，この目的に沿って考えられたものといえる．固定肢位は前腕中間位，手関節軽度背屈位，MP関節90°屈曲位，固定範囲は手関節からPIP関節までとする．いわゆるイントリンシックプラス肢位（intrinsic plus position）で固定することで，虫様筋，骨間筋の緊張を除去することになる．

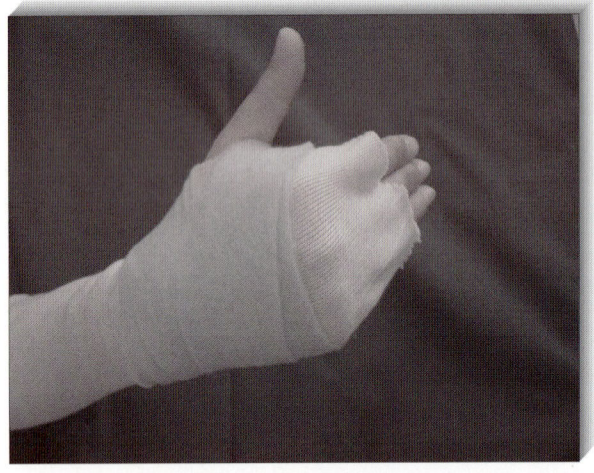

### PC-H使用例

▶① 骨折の整復終了後，各指間にはガーゼを入れストッキネットを前腕からDIP関節まで，下巻きをMP関節から手関節にかけて巻く．

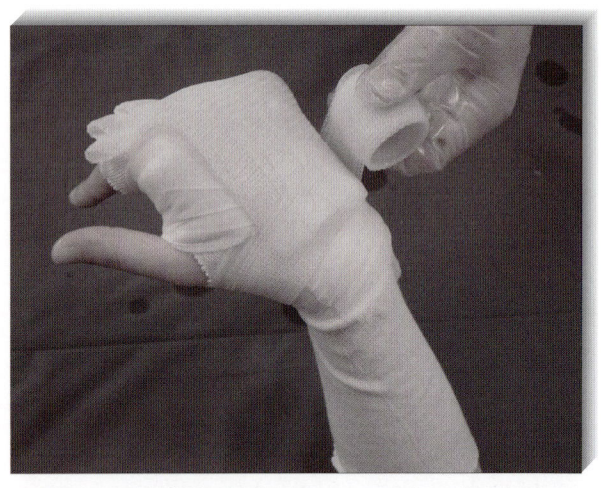

▶② 7.5 cm幅のPC-Hを3～4回折り返した板状のものを手関節の遠位からPIP関節まであてる．このとき，MP関節は90°屈曲位とする．固定幅は第2～5指の横幅とする．

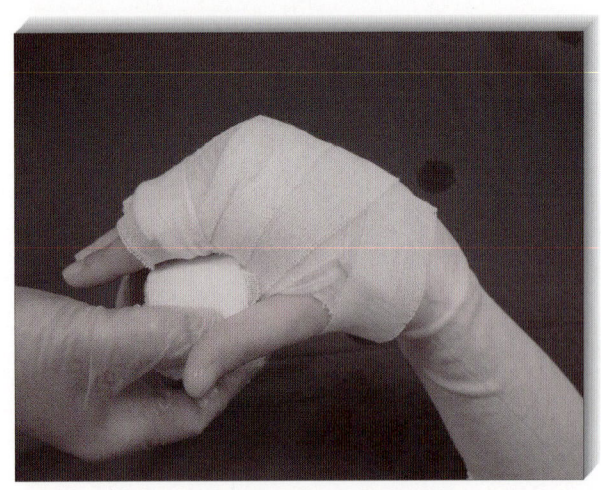

▶③ さらに2.5 cm幅のPC-Hを用意し，②であてた板状のPC-H上からMP関節より近位の部分を環状に巻いて固定する*1．母指の対向運動は妨げないようにしておく．

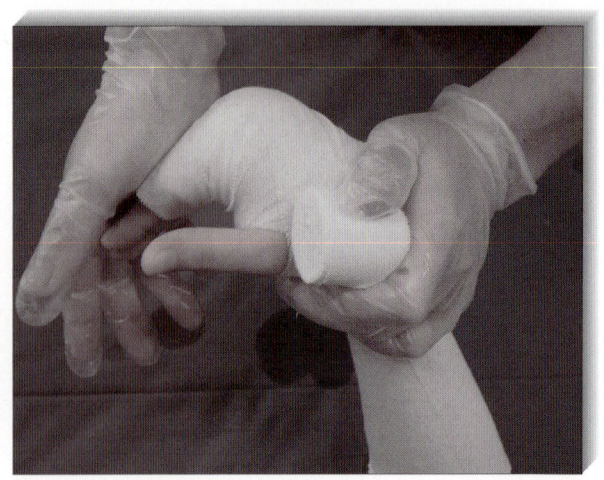

▶④ 巻き終えたらMP関節が90°であることを確認する．

> **メモ1** 2.5 cm幅のPC-HはMP関節を超えて巻かないこと．90°屈曲位が獲得できない場合はMP関節の遠位に固定が至っていることを示す．

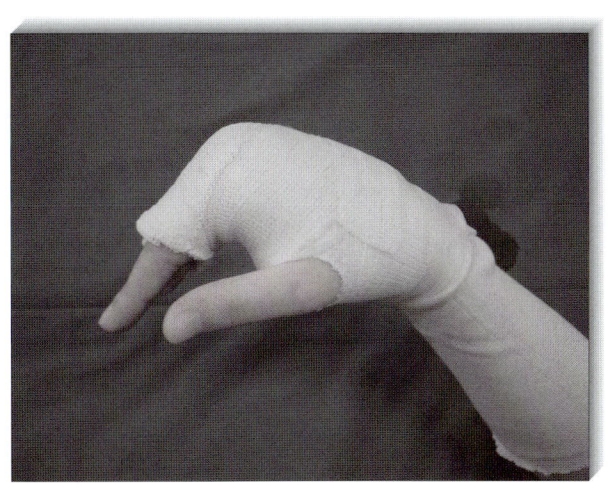

第二部　キャスト法の実際　49

▶⑤　巻き終えた時点の肢位を示す．最後に手関節部のストッキネットを折り曲げる．

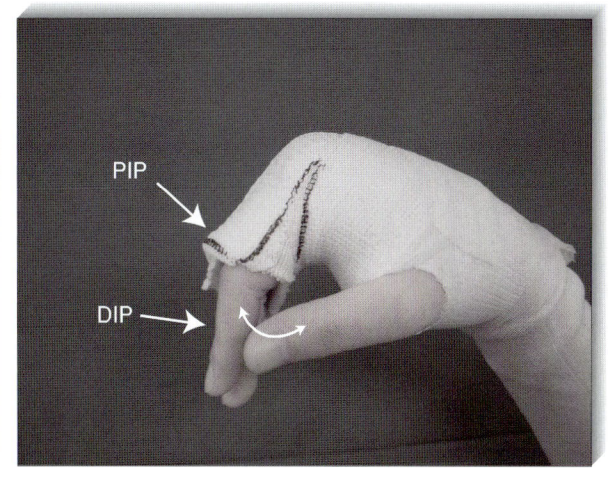

▶⑥　MP関節は90°屈曲位を取っており，その肢位からのPIP，DIP関節（矢印）の屈曲運動は自由とする（矢印）*2．

> **メモ2**　この固定はMP関節の伸展をブロックすると同時に，PIP，DIP関節の屈曲・伸展を自由とする．PIP，DIP関節の自動屈曲は基節骨骨折部の掌側凸の転位を背側に整復する力に転換される．また，伸筋・屈筋群の運動によって骨間膜での癒着が防止できる．

## III. 指の CM，MP，IP 関節　Gip, PC-H

### スプリント　Jahss-90-90 法
### 中手骨頸部・骨幹部骨折

中手骨頸部・骨幹部骨折は背側凸の変形をきたす．整復法は MP 関節，PIP 関節 90°位で手掌から手背に押し込むため，この肢位のままで固定を行うのが Jahss-90-90 法である．固定肢位は MP 関節・PIP 関節 90°屈曲位，指先は舟状骨を向くこと．隣接指間にガーゼを入れ，ストッキネットを挿入後，骨折指を手掌内で固定する．固定力を強める場合は，隣接指とともに固定すると良い．ここでは第 4 指中手骨頸部骨折を仮定する．

**PC-H 使用例：第 4 指骨折の場合**

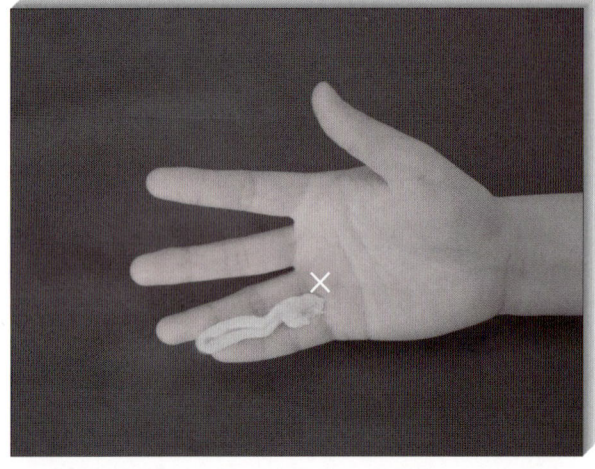

▶① かぶれ，むれ予防のために，第 4，5 指間にガーゼ等を入れる（×は骨折部位）．

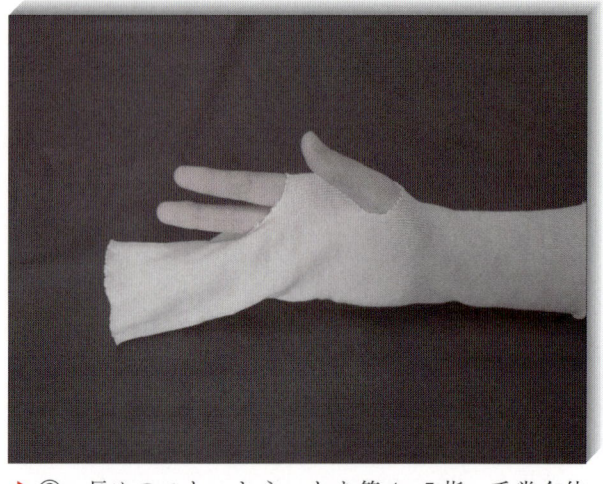

▶② 長めのストッキネットを第 4，5 指，手掌全体にかけ，他の指は自由にしておく．

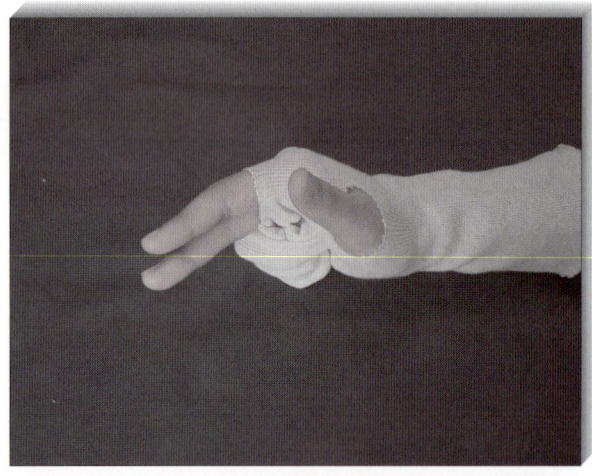

▶③ ストッキネットを長めに切っておき，整復後に折り込んで手掌内に入れておくと指が安定し，患者に不安を与えないという役目を果たす．

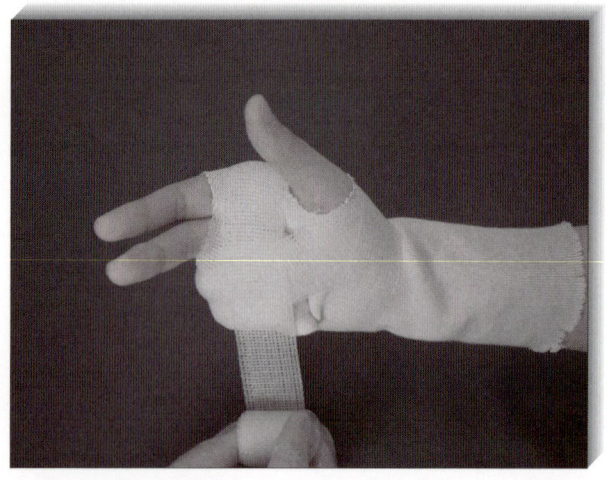

▶④ 整復した肢位で 2.5 cm 幅の PC-H を掌側全体と手関節にかけて巻く[*1]．

---

メモ 1　PC-H を巻く場合，無意識に引っ張って巻く傾向があるが，強すぎる固定は指周囲の循環を阻害するので注意を要する．

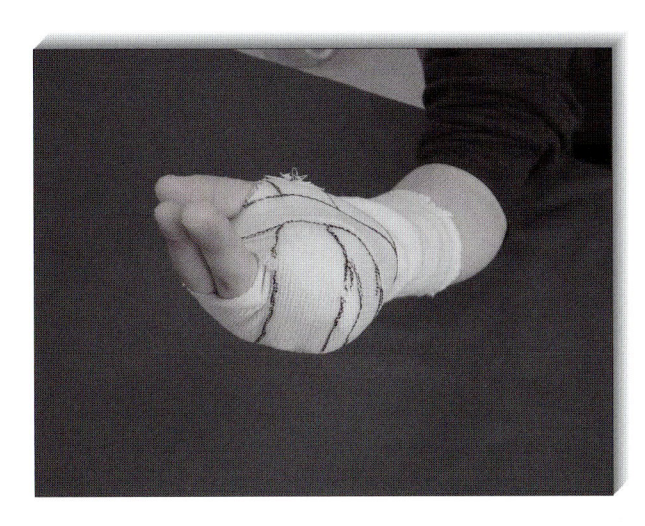

▶⑤ 硬化したら指先の血行状態などを確認し，圧迫症状の有無を調べる*²．

> **メモ2** 第4，5指をともにグローブ状に包んでしまう固定法であるため，指間へのガーゼの挿入，また，ストッキネットを折り曲げて手掌と指（固定）の間隙を安定させることは患者に安心感を与えることにつながる．他の3指は常に動かすように指導する．

## IV. 手関節　PC-H, PC-S, Poly C

### スプリント　背側スプリント
#### 手関節捻挫，手根管症候群など

手関節損傷に対して，キャストやシャーレを用いることは困難なことではない．しかし，固定を必要とする部位以外は可能な限り自由とするべきである．背側スプリントは，特に手関節背屈制限を目的とする，あるいは，手掌を圧迫せずに手関節の動きを抑制するためのものである．

**PC-H 使用例**

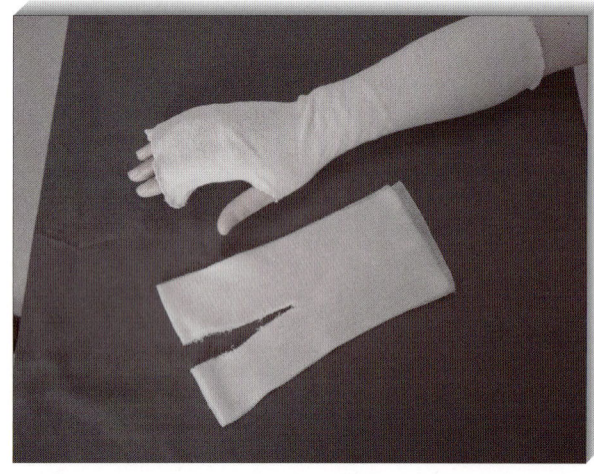

▶① ストッキネットを MP 関節のやや遠位から前腕にかけて入れる．7.5 cm 幅の PC-H を三重に折り曲げて板状とし，片側中央に長さ 5～6 cm の割を入れる．

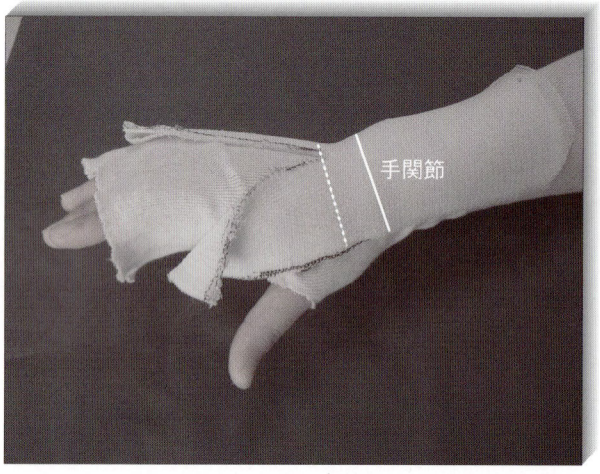

▶② PC-H を割の切れ目（点線）が手関節（実線）の遠位にくるようにして手背にあて，切り端の両端を反転して手掌側に折り曲げる．

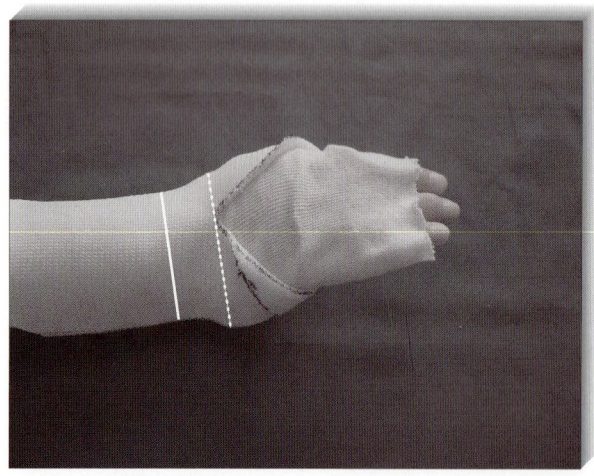

▶③ 手関節（実線）はやや背屈位，折り返した両端は MP 関節の近位にくるようにして重ね，MP 関節の屈曲を妨げない．

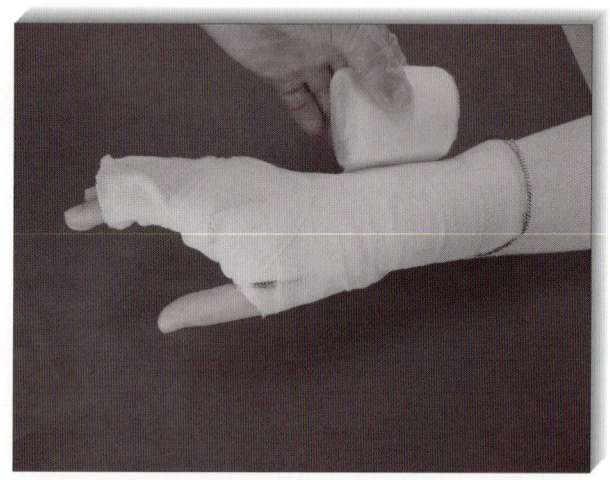

▶④ この肢位で包帯を巻き仮固定をする．硬化後，不用な部分をトリミングし，新たな包帯を巻いて固定を終える．両端のストッキネットは折り返して外観を整える*.

**メモ**　この固定法は手関節の背屈制限を目的としながらも，反転して重ねた部分が MP 関節を押し込み，MP 関節の屈曲を安定的に行うことを可能とする．機能的スプリントとしての意義が強い固定法である．

## IV. 手関節　PC-H, PC-S, Poly C

**スプリント**　　掌側スプリント
　　　　　　　　　手関節捻挫など

掌側スプリントは通常多用される固定法である．手関節周囲の捻挫，不全骨折等の固定には最も適したものといえる．

### Poly C 使用例

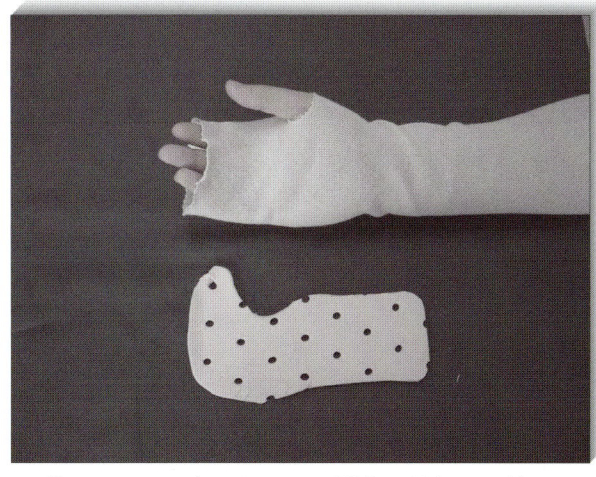

▶① ストッキネットをMP関節の遠位から前腕にあてる．固定する部位（前腕中央〜中央遠位手掌皮膚線）に型取ったPoly Cを用意する[*1]．

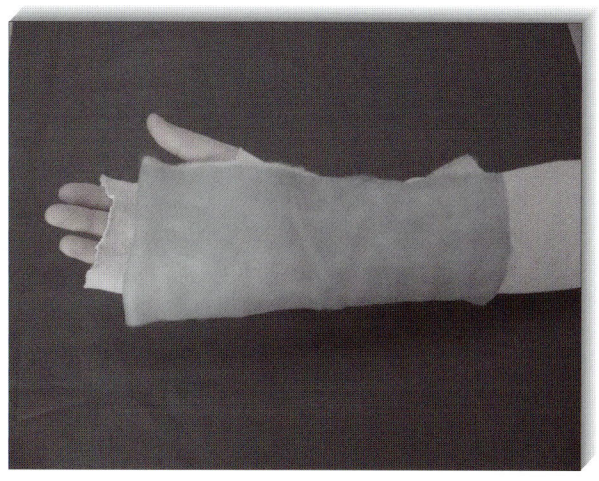

▶② 必要な部位に下巻きを敷く．

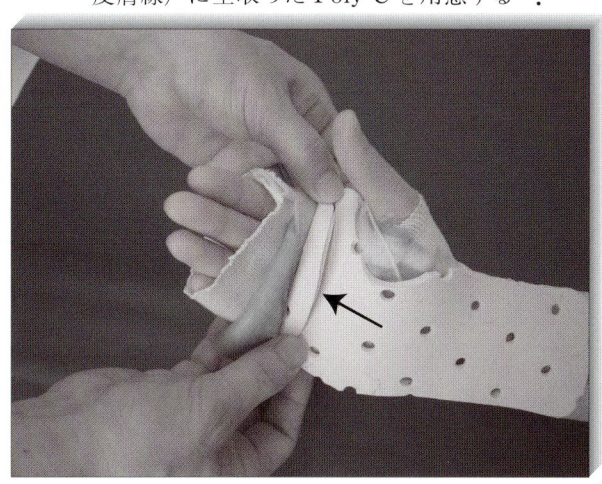

▶③ 軟化したPoly Cをあて，一旦MP関節を屈曲させる．このことによりPoly Cの端が丸く折り曲げられ強度が増す（矢印）．また，屈曲時の指のあたりが極めて快適となる．

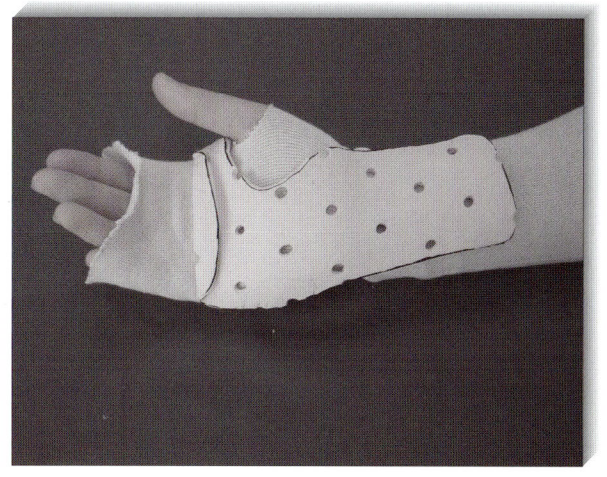

▶④ 上から包帯で仮固定をし，硬化後あらためて新しい包帯で固定する．場合によってはストッキネットの上に直にあてて固定しても良い．

**メモ1** 採型にあたって，母指球部分の十分なカットと，Poly Cの遠位端を少し長めとして，折り返し部分（③矢印）を確保しておく．

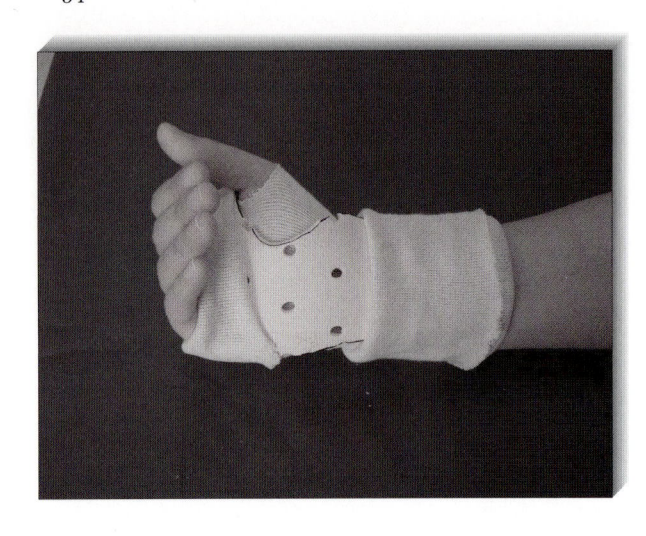

▶⑤ 目的によって，包帯，COBAN，ベルクロなどを用いて使用者の便宜を図ることも必要である[*2]．

メモ2　このタイプのスプリントは極めて多様性があり，また固定材料を変えること（たとえばソフトキャスト）でスポーツ時に使用することも可能である．種々，工夫されるとよい．

## IV. 手関節　Gip, PC-H, PC-S, Pli

### スプリント
### 橈側−尺側スプリント
### コーレス骨折，強度の手関節捻挫

手関節を固定する場合，背屈を制限しながらも掌屈は可能とする，あるいは，橈屈は制限するが尺屈は可能とするなど，目的によって固定法を変える必要がある．本法はコーレス骨折を例にこの基本的考え方を紹介するものである．

**PC-H 使用例**

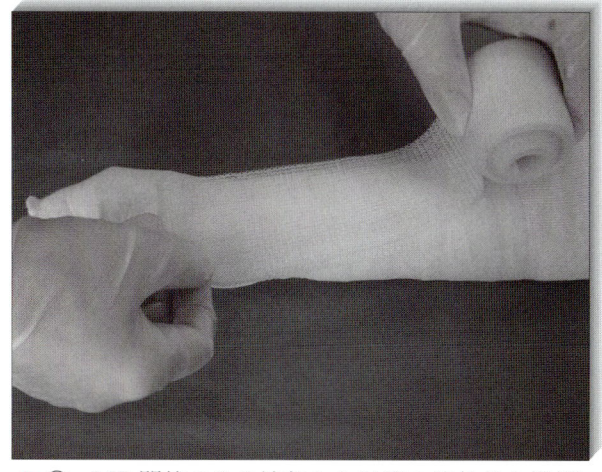

▶① MP関節のやや遠位から肘窩の遠位約3横指にストッキネット，下巻き，アンダーラップを巻く．5.0〜7.5 cm 幅の PC-H を，橈側用は長めで三重にして強固に，尺側用は若干短めで，二重に折り曲げておく．

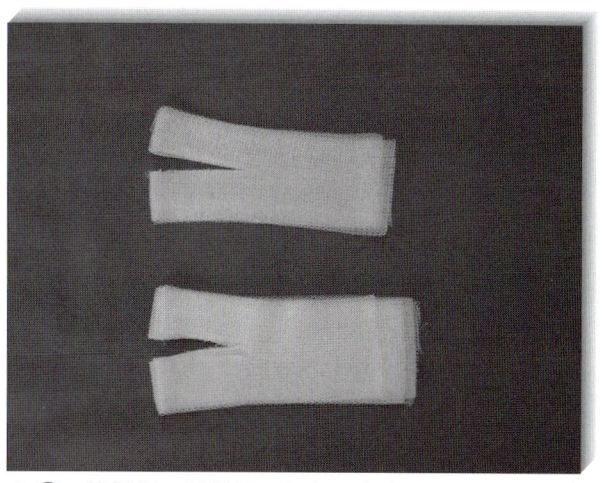

▶② 橈側用，尺側用，ともに中央に 5〜6 cm 程度の割をいれておく[*1]．

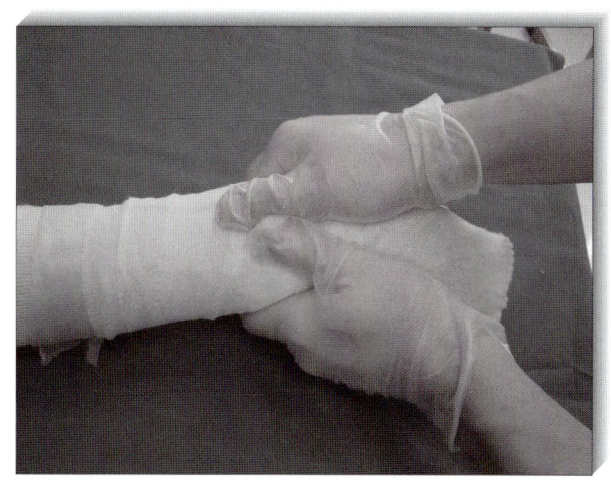

▶③ 骨折の整復を終える．

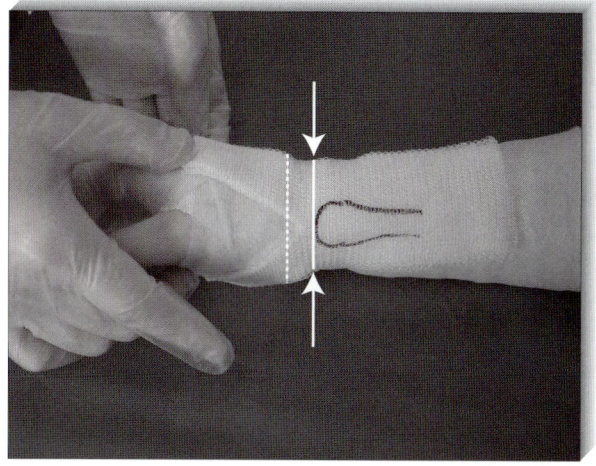

▶④ 橈側の PC-H は，切れ目の遠位端（点線）が手関節（両矢印：実線）の遠位に位置するようにあてる[*2]．切れ目の両端は手背と手掌に分けて拡げる．

---

**メモ1** 固定材料の特性を考慮した上で，制限したい方（橈側）に PC-H，強い制限を必要としない方（尺側）に PC-S を適宜使い分けても良い．

**メモ2** コーレス（Colles'）骨折の場合，手関節の橈屈を制限することが目的となるからである．

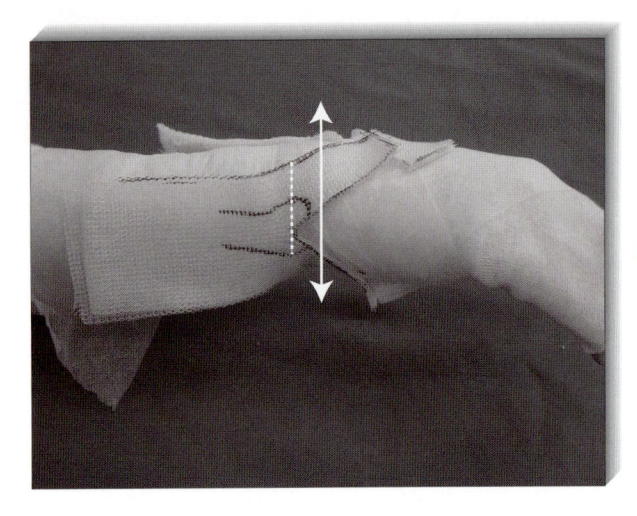

▶⑤ 次に，尺側のPC-Hは，切れ目の遠位端（点線）が手関節（両矢印実線）の近位に位置するように置き，その両端を手背と手掌に分けて拡げる*3．2つのPC-Hを橈・尺側の両端からそれぞれに手掌・手背で交差して重ねた後，包帯を巻く．両端は各々手背，手掌で交差して連絡することになる*4．

経験上，本法は変形治癒を生じにくい固定法と考えている．また，機能障害を残すことも少なく，高齢者のコーレス骨折に試みていただきたい方法として紹介した．

( メモ3 ) 尺屈を可能とすることが目的となるからである．
( メモ4 ) 下図を参照する．

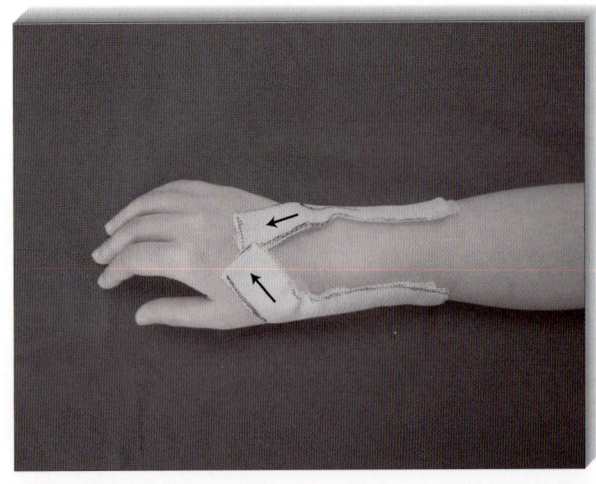

▶ 手背，手掌で交差を行うにあたって，手背は切れ目両端の立ち上がり角を大きくし（矢印），手関節の背屈を制限する．

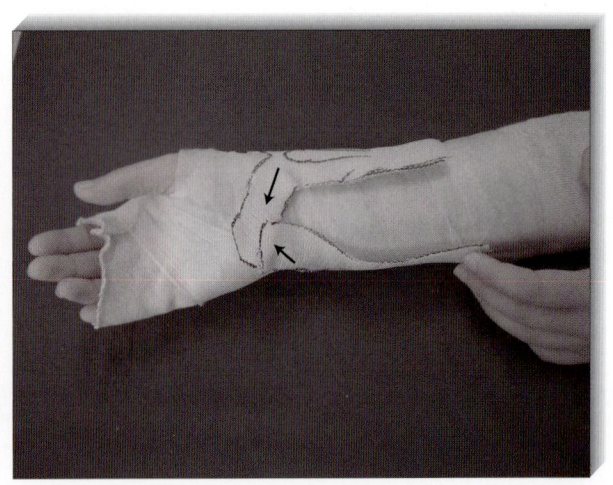

▶ 手掌は切れ目両端の立ち上がり角を少なくし（矢印），掌屈をできるだけ妨げないようにする．

第二部　キャスト法の実際　57

## IV. 手関節　Gip, PC-H, PC-s

### スプリント　sugar-tong スプリント
### コーレス骨折，強度の手関節捻挫

　sugar-tongとは角砂糖ばさみの意味で，U字型をしていて摘みあげる道具を指す．省略してトング型ともいう．ただし，手掌と手背の2面をサンドにするため不安定な骨折後の固定には注意が必要である．

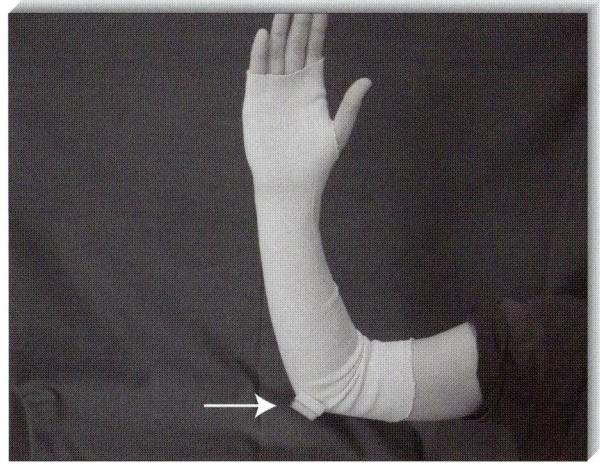

**PC-H 使用例**

▶① ストッキネットを上腕中央からMP関節の遠位にあてる．尺骨神経溝にはパッド（矢印）をあてる．

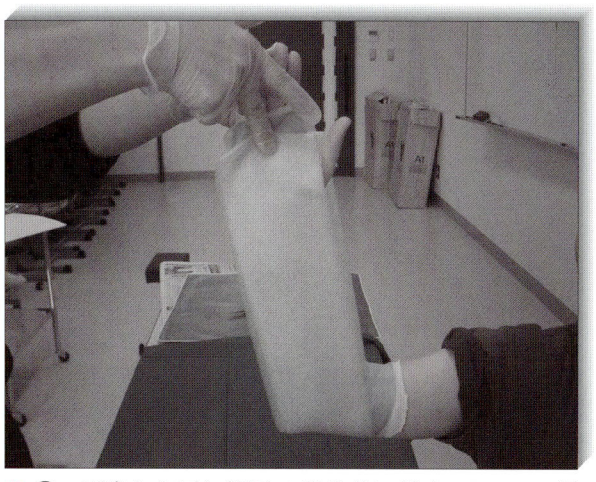

▶② 下巻きを同じ範囲でU字状に敷く．7.5 cm幅のPC-Hを肘頭からMP関節の約2倍の長さで用意する．あるいは，肘頭からMP関節までの長さのものを2枚用意してもよい．折り返しは三重で強固にする*1．

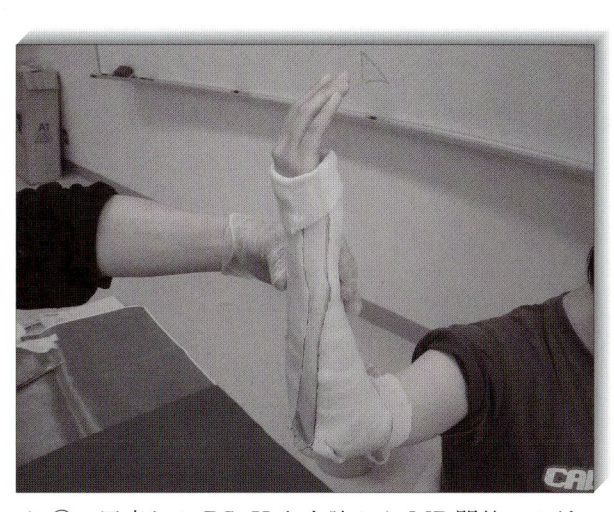

▶③ 用意したPC-Hを上腕からMP関節にかけてあてるが，前腕の肢位は骨折の転位に応じて回内・回外・中間位のいずれの肢位をとるかを考慮しておく*2．

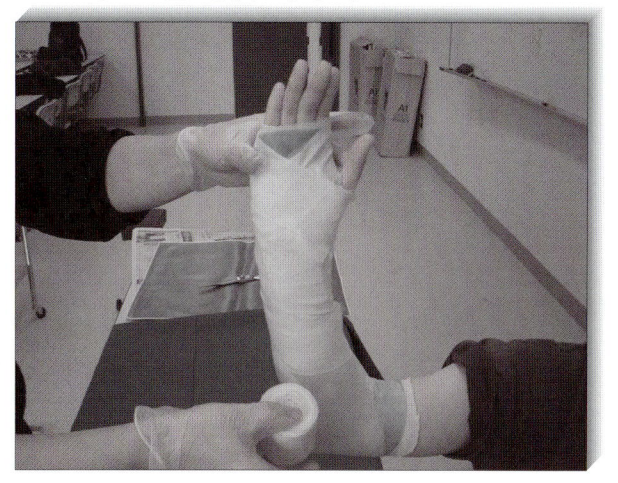

▶④ この肢位で包帯を巻き仮固定とする．硬化後，不用な部分をカットし，再度新しい包帯を巻いて固定を終える*3．固定後，提肘を行う．

- **メモ1**　コーレス骨折の場合，finger tractionにて整復を確認の上，sugar-tongスプリントを巻くと安定性は得られやすい．
- **メモ2**　sugar-tongスプリントは前腕を回内位，中間位で行うと比較的適合が良く，安定する．今回，あえて回外位で固定したため，前腕での捻れが生じている点に注意．治療上はまったく問題ないが，尺骨神経溝が圧迫されやすい肢位となるため厚めのパッドを用意すること．
- **メモ3**　次頁に患部より除去したモデルを示す．

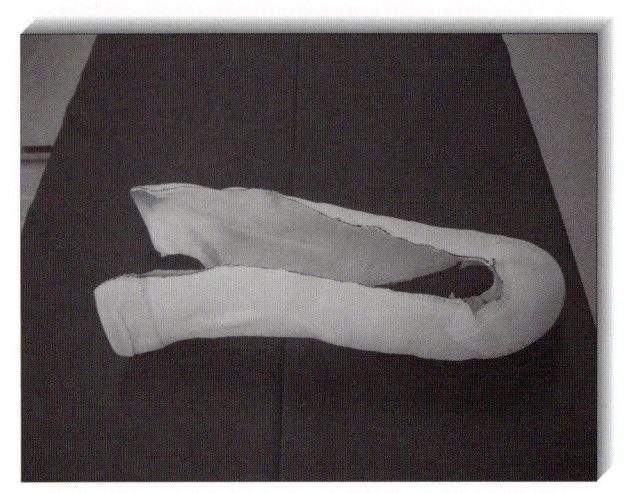

▶ 患部より除去した sugar-tong スプリント

第二部 キャスト法の実際　59

## V．肘関節　Gip, PC-H

**キャスト**

# 肘関節可動キャスト
## 前腕骨骨折，離断性骨軟骨炎

　前腕骨骨折は小児で多く見られる骨折である．骨間膜により両骨（橈骨，尺骨）の離開は生じないが，両骨間が近づく（角状変形）ことにより前腕に回旋障害をもたらすことになる．本法は整復後の前腕に回旋を生じさせないと同時に肘関節の屈伸を可能とし，拘縮を防ぐ目的で用いられるキャストである．

### PC-H 使用例：ロングアームキャストの変法

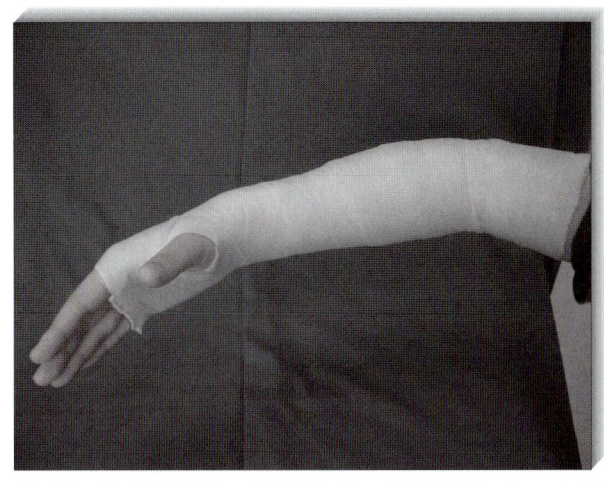

▶① 肘関節 30°～40°屈曲位，前腕回内位～中間位[*1]，手関節中間位でストッキネットを MP 関節のやや遠位から上腕の近位端にあてる．下巻き，アンダーラップを巻く．

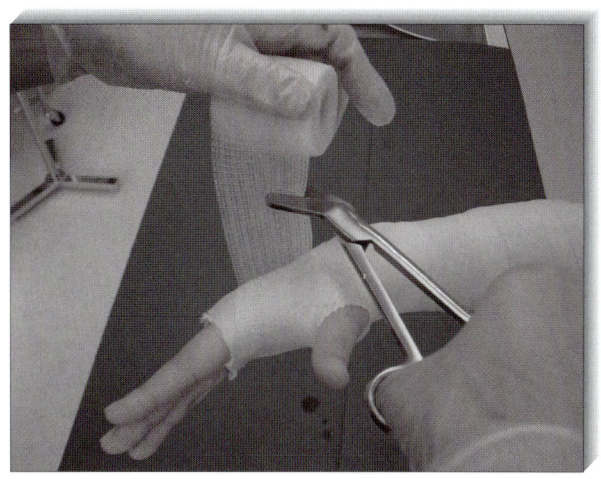

▶② 7.5 cm 幅の PC-H を MP 関節近位から肘関節の上 4 横指まで巻く．母指の周囲を巻く場合，PC-H の一部にハサミで切れ目を入れ，シワを作らないようにして巻くとよい．

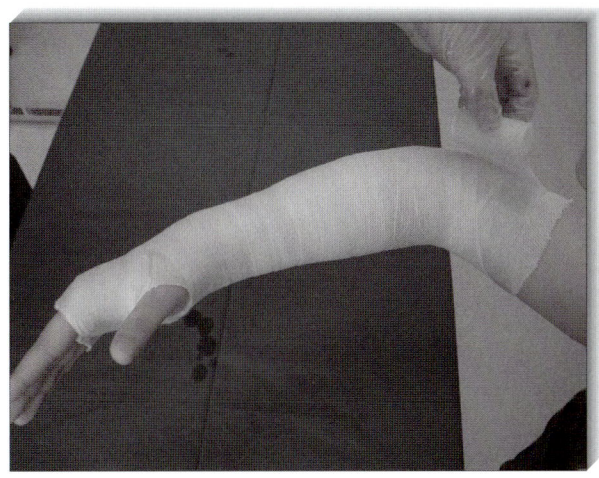

▶③ 全周にわたって環状に巻く．前腕骨骨折では約 3～4 週間，この状態を継続する[*2]．

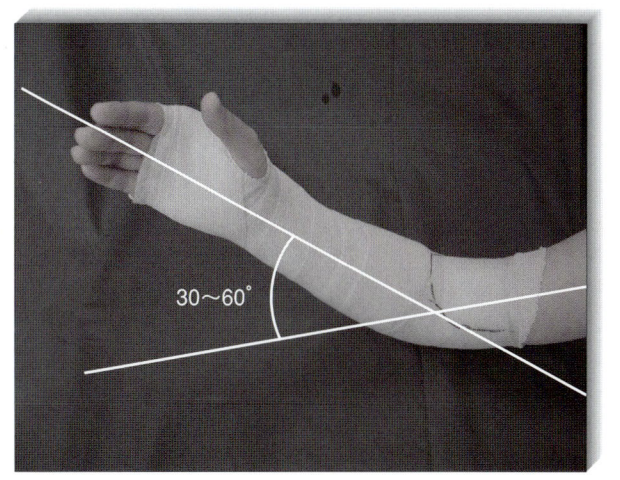

▶④ 3～4 週間後，肘関節の拘縮予防を目的に上腕の遠位で上腕二頭筋の接する部分をカットする[*3]．

> **メモ1**　骨折部位によって，前腕の固定肢位が異なる．骨折部位と筋の作用により固定肢位は以下の3タイプに分類される．
> ①前腕の近位 1/3（回外位），②前腕の中 1/3（中間位），③前腕の遠位 1/3（回内位）
>
> **メモ2**　前腕骨は細く血行も十分でないため，骨癒合が比較的遅れる傾向にある．X 線を確認の上，固定期間を延長する．
>
> **メモ3**　このカットによって，肘関節は約 120°屈曲できるが，肘伸展と前腕の回旋は制限する．ただし，上腕骨内側・外側上顆はキャストに含まれていることが必要である．

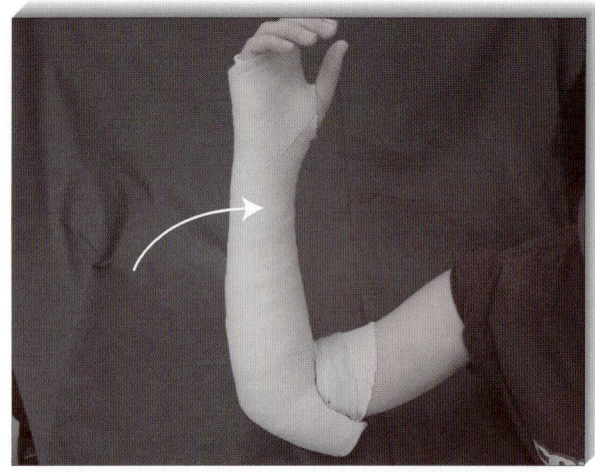

▶⑤ カット後，肘関節の屈曲が可能となる．

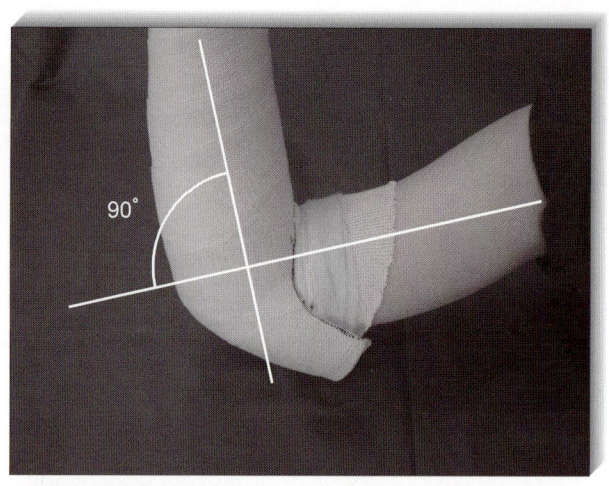

▶⑥ 肘関節の屈曲角は 90°〜120° が得られる．

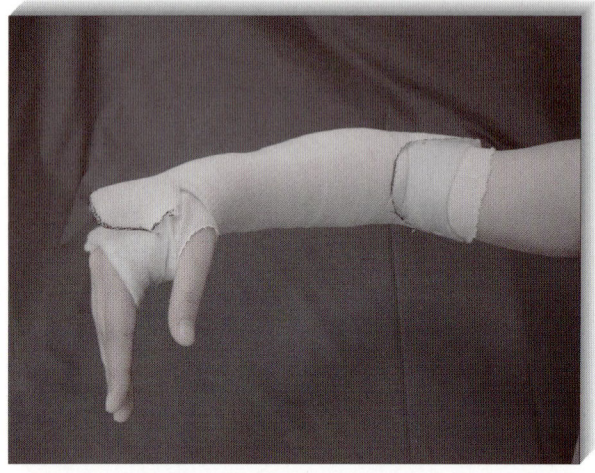

▶⑦ 3〜4 週間後，手関節の拘縮予防を目的に手関節より遠位の手掌面をカットする*4．

▶⑧ 手関節の掌屈が可能となる．

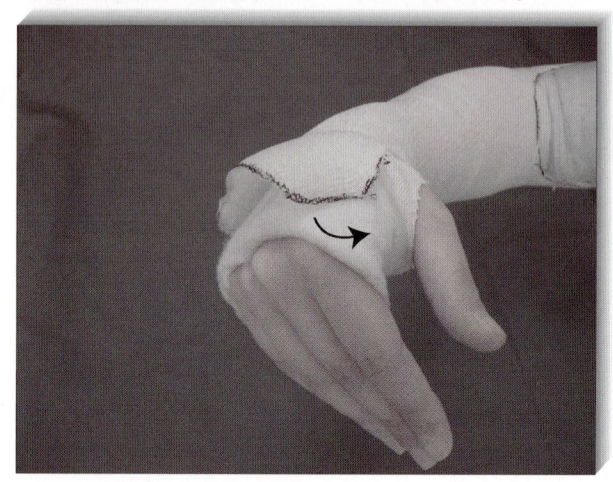

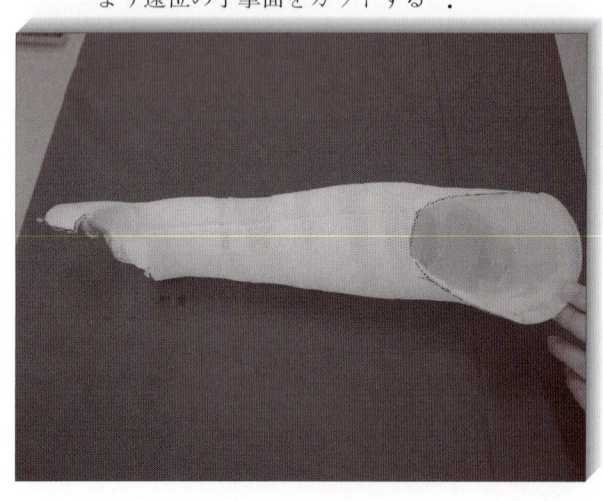

▶ キャストを除去した後の外観を示す．

---

**メモ 4**　手関節遠位の掌側面をカットすることで手関節背屈を制限し，掌屈は可能となる（⑧矢印）．

## V. 肘関節　PC-H, PC-S, Poly C, Pli

### スプリント　後方スプリント
### 肘関節捻挫，骨化性筋炎，肘頭滑液包炎

　肘関節周囲の固定，特に，局所の安静を必要とする場合，良肢位にて肘関節後方よりスプリントをあてる．その長さ，幅は固定の目的によって随時変えるようにする．

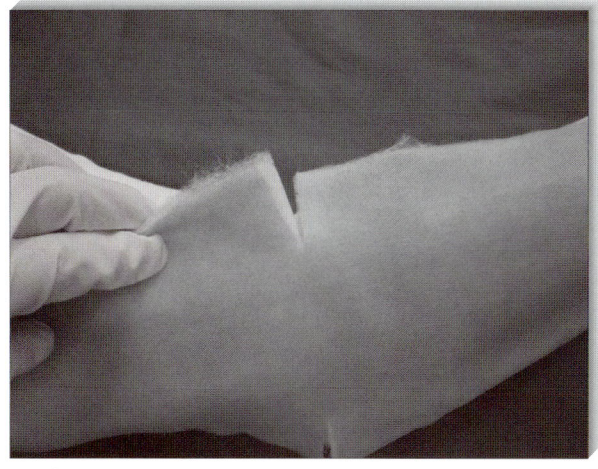

**PC-H 使用例**

▶① ストッキネット，下巻き，アンダーラップを上腕の近位端から前腕にかけて巻く．下巻きに切れ目を入れるとシワになりにくい．

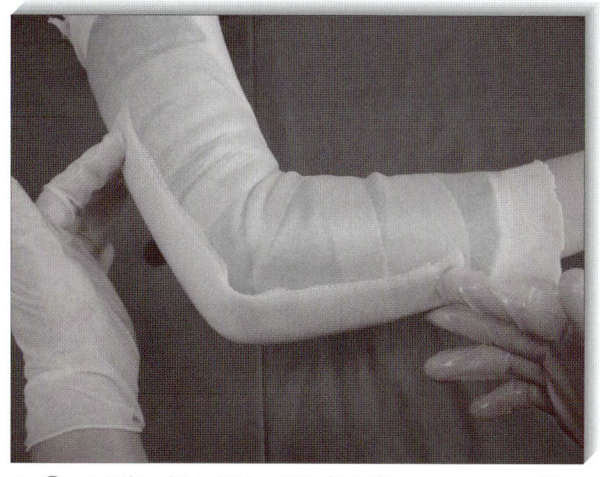

▶② 三重に折り返して強度を高めた 7.5 cm 幅の PC-H を前腕中央から上腕中央に至る肘関節後面にあて，素早くモールディングする．

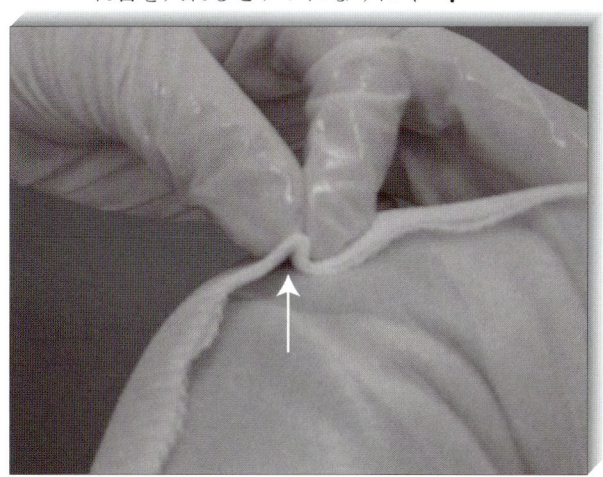

▶③ 肘屈曲部は余分な部分を外側に折転して（矢印），皮膚を圧迫しないように注意する．包帯で仮固定し硬化するのを待つ．

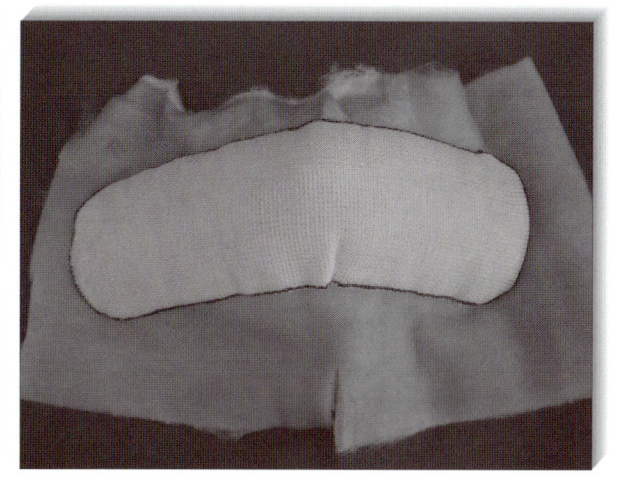

▶④ 硬化後，不必要な部分をカットする．

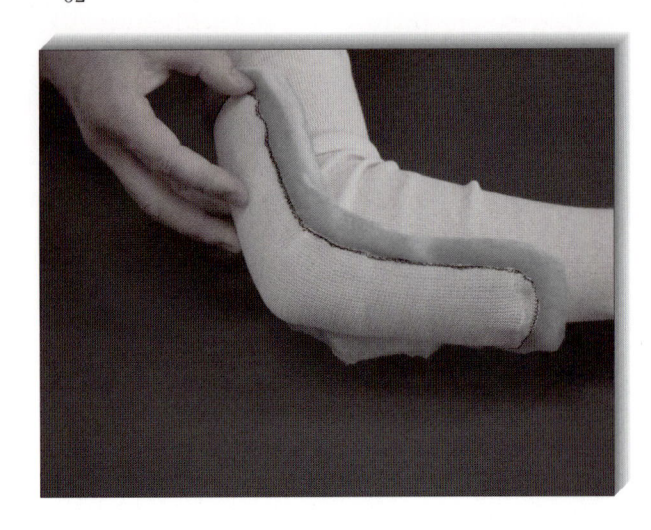

▶⑤ 下巻きを挿入し，弾性包帯を巻いて固定を終える．軽い場合はCOBAN，ベルクロで固定しても良い*．

> **メモ** 本法は簡便で，容易に製作でき，使用上のリスクも少ないことから用途は広い．病態に沿って肘関節の角度，スプリントの長さを調整することが必要である．

## V. 肘関節　Gip, PC-H

### スプリント　肘関節屈曲位スプリント
### 上腕骨顆上骨折，肘関節脱臼

　上腕骨顆上骨折では整復の最終肢位として肘関節最大屈曲，前腕回内位をとることが望まれる．本法はそれに対応した固定法ということで，エルボースラブ スプリント（elbow slab splint）とも呼ばれている．

　顆上骨折では腫脹の強く出るケースが多く，常にフォルクマン拘縮の発現に注意しなければならない．

**PC-H 使用例：elbow slab splint**

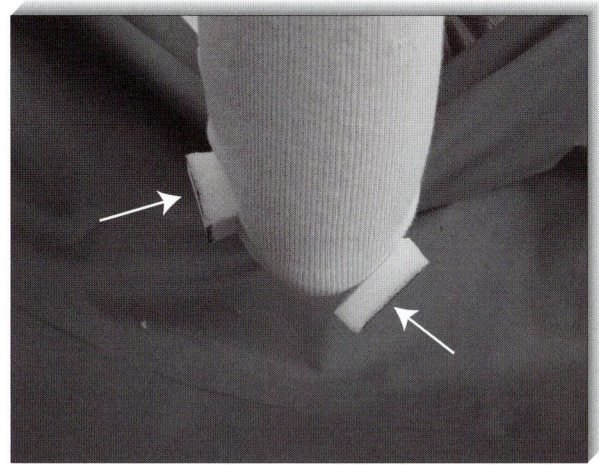

▶① ストッキネットを MP 関節のやや遠位から腋窩の直下まであてる．ストッキネット上の外顆，尺骨神経走行部（矢印）にパッドをあてる．

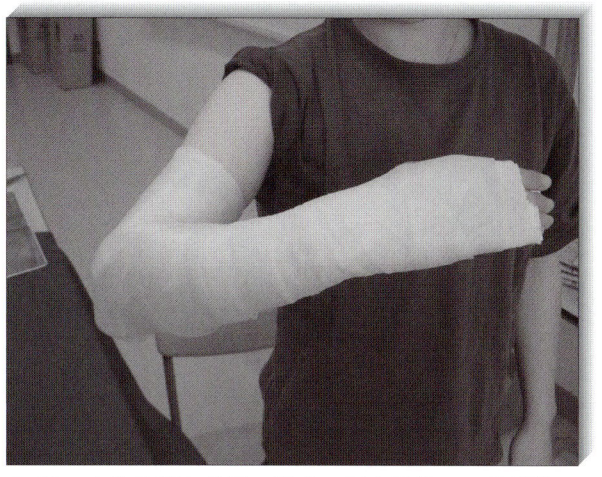

▶② 上腕骨顆上骨折の場合の固定肢位は，肘関節は可及的120°屈曲位，前腕回内位\*，手関節中間位とする．

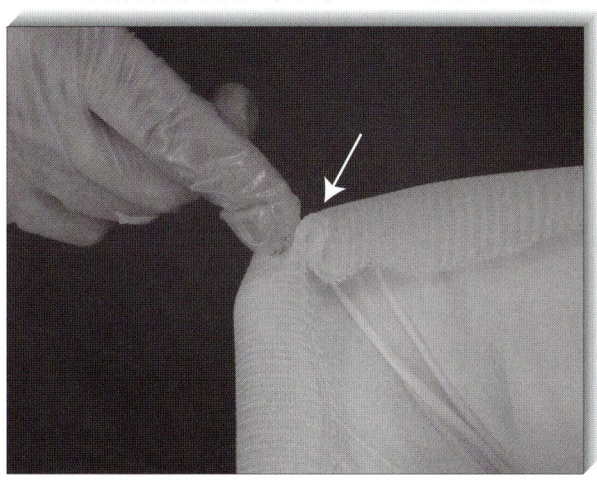

▶③ 3～4回折り曲げた 7.5 cm 幅の PC-H を整復後に外側からあてる．肘関節の屈曲部では，PC-H を外側に折り曲げておく（矢印）．

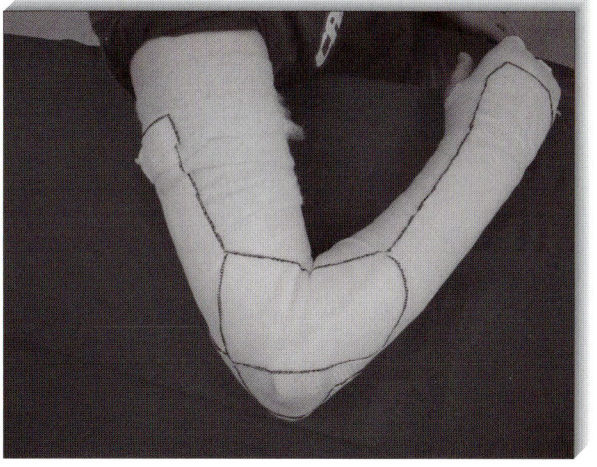

▶④ 強度を高めたい場合は，肘の内側・外側に補強用シーネ（3 M 社）を用意し，屈曲部の内・外側にあてて包帯を巻く．

**メモ**　肘関節最大屈曲位，前腕回内位は循環障害をきたしやすい肢位であるが，本法では合併症の発生が危惧される場合はすぐに除去できるメリットがある．

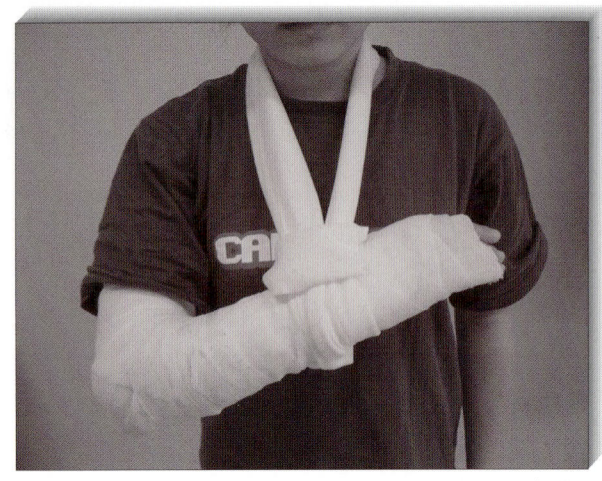

▶⑤ 両端のストッキネットを折り返して弾性包帯で覆う．提肘を行い固定を終える．

▶ 患部より除去したモデルを示す．

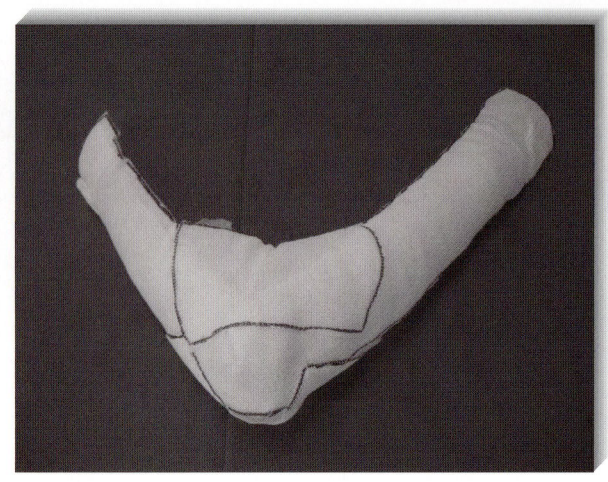

## VI. 上腕から肩関節　Gip

**キャスト**　ハンギング・キャスト
上腕骨骨幹部・外科頸骨折

　ハンギング・キャスト（hanging cast）はギプスの重量による骨折の整復とその維持を目的として用いられる．対象となる疾患は上腕骨外科頸骨折や上腕骨骨幹部（特に中1/3骨折）であり，比較的骨癒合のよい部位に用いられる．固定期間は5〜6週間である．本法のポイントに挙げられるのはギプスの重量と手関節部のリングの取り付け位置である．

### Gip 使用例

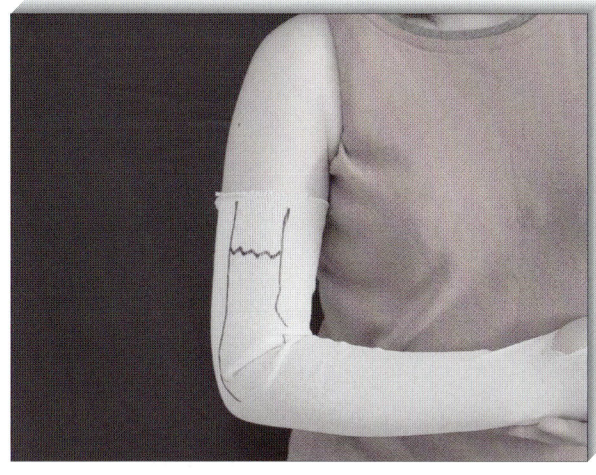

▶① 固定範囲は骨折部のやや中枢から手関節までであり，この範囲にストッキネット，下巻き，アンダーラップを巻く．固定肢位は肘関節90°屈曲位，前腕中間位である．

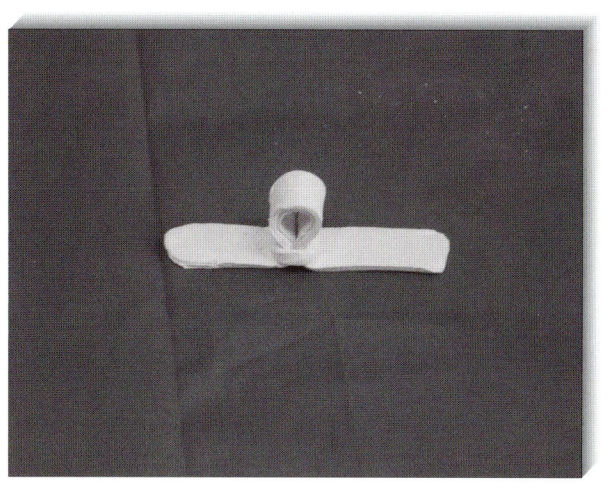

▶② 前もって提肘に使用するリング状のものをポリキャストなどで製作しておくと良い．

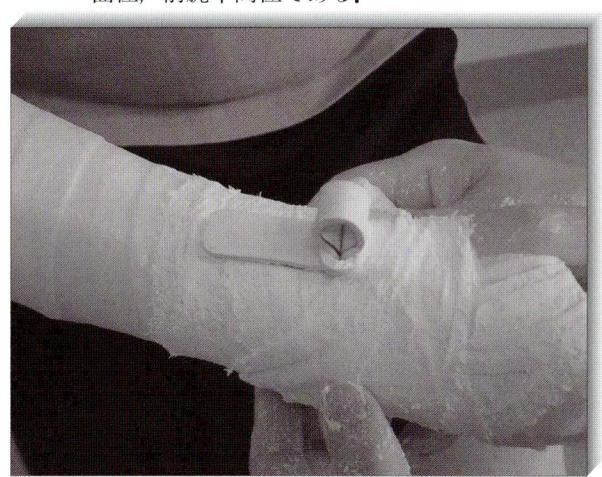

▶③ 7.5〜10 cm幅のギプス包帯を巻く．

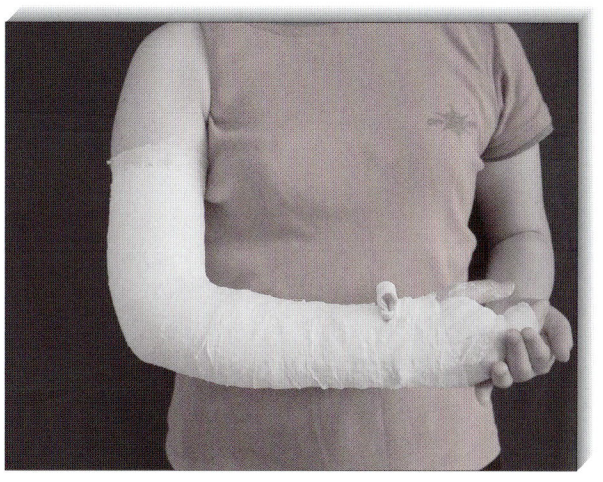

▶④ 手関節部にリングを埋込み，ギプスは上腕骨骨折部のやや近位まで巻く[*1]．

**メモ1**　ギプスを巻く上でのポイントは，ギプスの重量にある．ギプスを巻く回数（3〜4回巻）でギプスの重みが変化し，牽引力に違いがでる．また，牽引力によって周囲の筋肉を緊張させ，固定力を増加させることも期待できる．

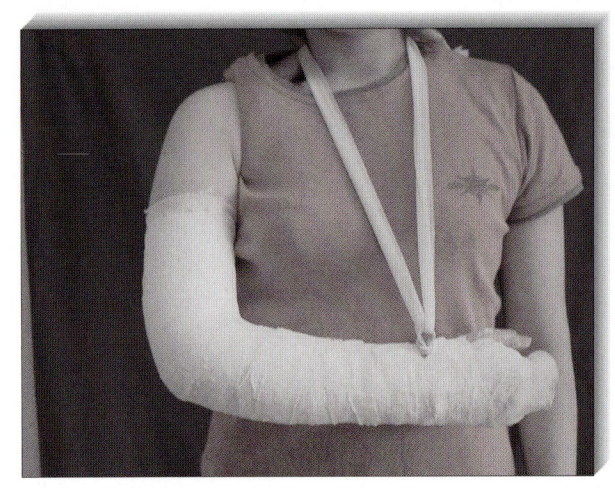

▶⑤ 通常は前腕を水平位で提肘する．しかし，上腕骨骨折部の内側・外側の転位を矯正するために提肘の角度を変えることがある*2．

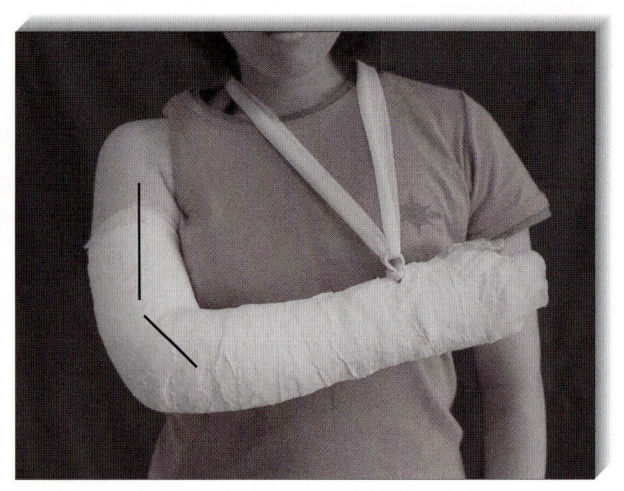

▼⑥-1 上腕骨が外側凸に，自然矯正される．

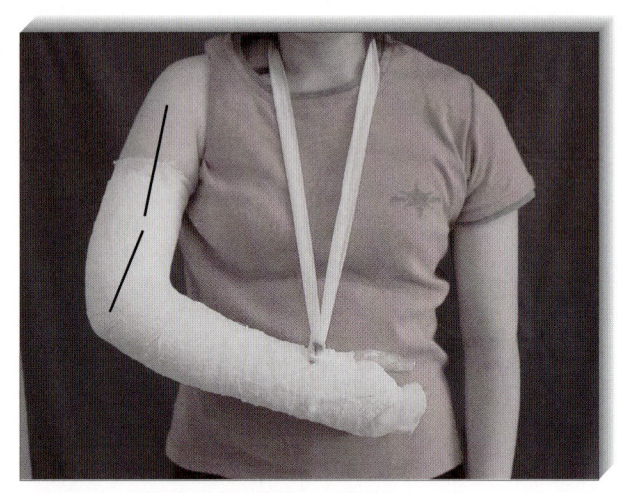

▶⑥-2 上腕骨が内側凸に自然矯正される．

夜間の睡眠時は半臥位とし，常にギプスの重量がかかるようにする．

メモ2　提肘を行う時，ひもの長さを加減することで骨折部に加わる外反・内反力の選択が可能となる（⑥-1：ライン参照，⑥-2：ライン参照）．また，リングの位置を手関節の前・後に移動することで，上腕骨骨折部の前・後方転位を矯正することができる．基本的には，紐の長さを調整することが重要であり，本法はベクトルを考慮した代表的な固定法といえる．

## VI. 上腕から肩関節　Gip, PC-H, Pli

**キャスト**　機能的装具
上腕骨不全骨折

　本法は，1990年，サルミエント（Sarmiento, A）らの報告に基づいた固定法で，骨折の炎症期を終える10日以降に用いられる．通常はプラスチック部分と前腕を吊るすストラップで構成される．また，前方部下端は丸く切り取り上腕二頭筋筋腹に適合させ，肘の屈曲を可能とする．

**PC-H 使用例**

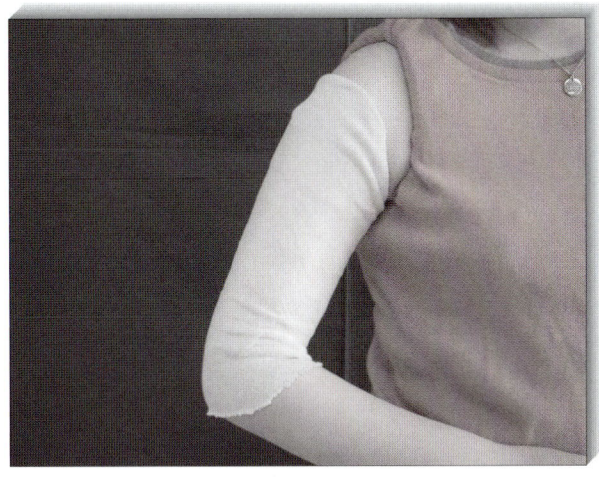

▶① 肩関節下垂・内旋位でストッキネットを肩峰下から肘関節まで入れ，下巻きを巻く．

▶② 7.5 cm 幅の PC-H を環状に肘関節の直上から腋窩下縁まで巻く．肘関節の屈曲は可能とする．

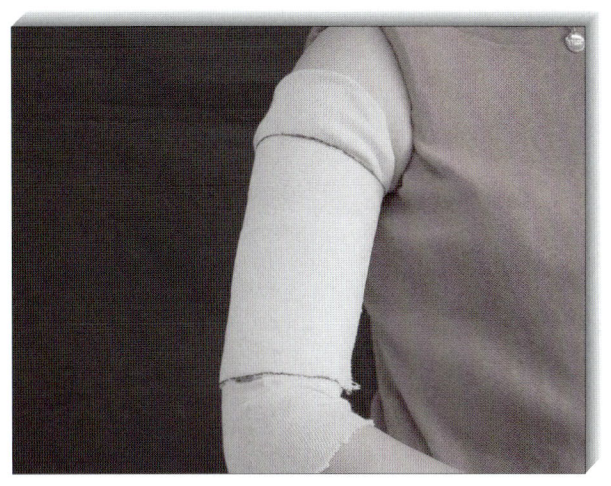

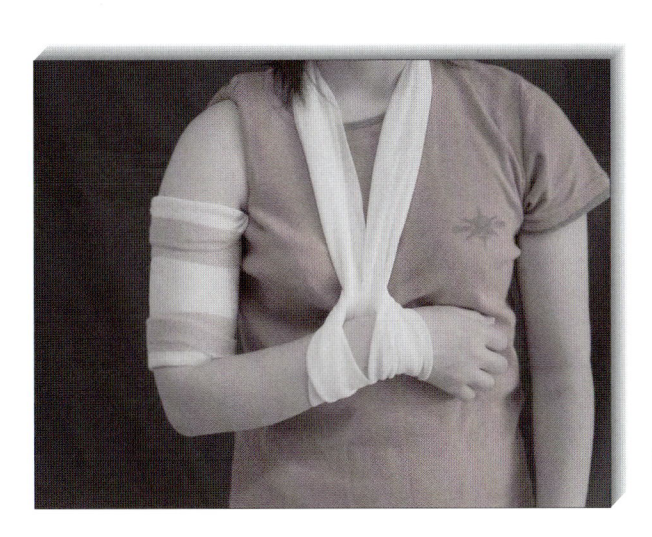

▶③ この状態で両端のストッキネットを折り曲げ，形を整える．提肘を行って固定を終える．

## VI. 上腕から肩関節　PC-H, PC-S, Pli

### スプリント　外側スプリント
### 肩峰下滑液包炎，腱板損傷，強度の捻挫など

スポーツ傷害による肩関節周辺の炎症性疾患，種々の肩関節構成体の損傷における安静を目的に使用される．また，little leaguer's shoulder などの安静保持にも使用される．本法は，肩関節の簡単な固定を目的とする．前腕はスリング（sling）で頸から吊るす．

**PC-H 使用例**

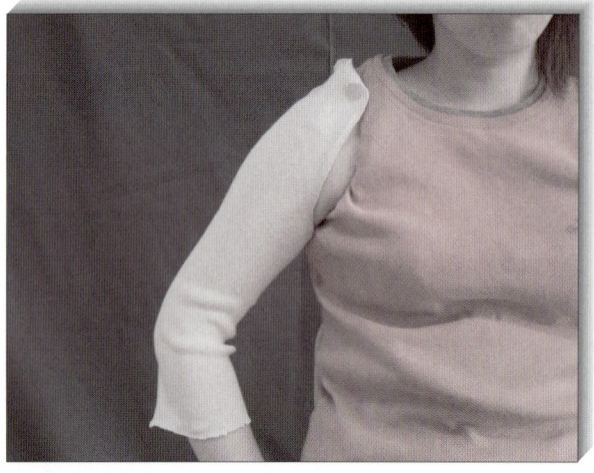

▶① ストッキネットの一方を切り，ストッキネットの上端（肩峰）から肘関節までを巻く．肩峰部の下巻きは厚くする．

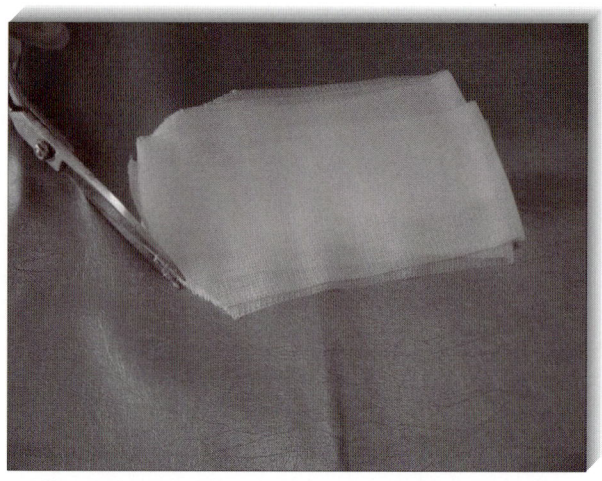

▶② 上腕周径の約1/2幅で，三〜四重に折り返したPC-Hを用意する．長さは，肩峰下端から上腕遠位端までとする．両上端を丸くカットする．

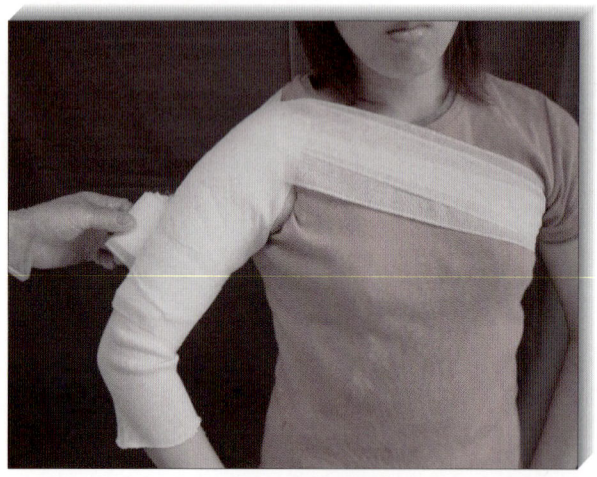

▶③ 肩関節軽度外転・内旋位でPC-Hを肩関節の外方にあて，上腕から肩峰にかけて麦穂帯を巻く．PC-Hの上端は肩峰下端に適合させる[*1]．

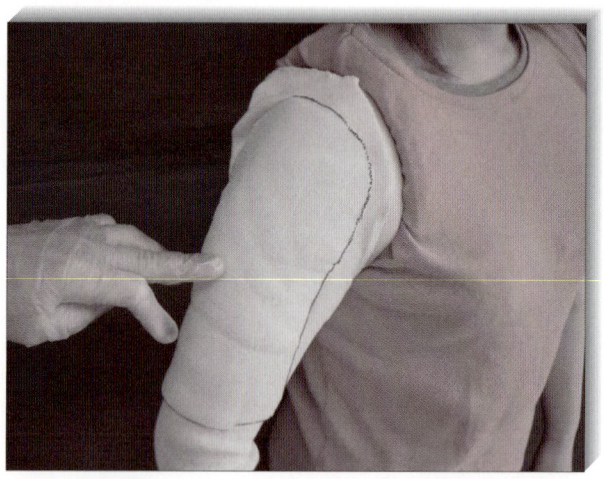

▶④ 硬化後，一旦はずしてPC-Hの適合を確認し，不要な部分はカットする．

**メモ1**　PC-Hの上端は肩峰下端とし，肩関節の外転運動に制限が加わるようにする．

第二部　キャスト法の実際　69

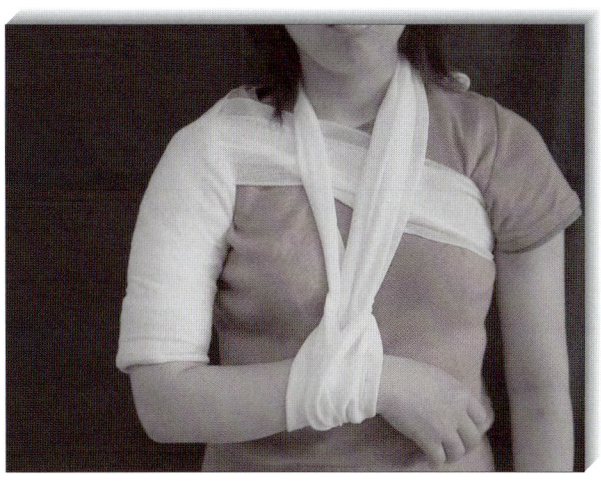

▶⑤　あらためて麦穂帯でPC-Hを上腕に固定し，提肘を行って固定を終える*2．

▶⑥　写真から，外側スプリントが肩関節の外転運動を制限していることが分かる．

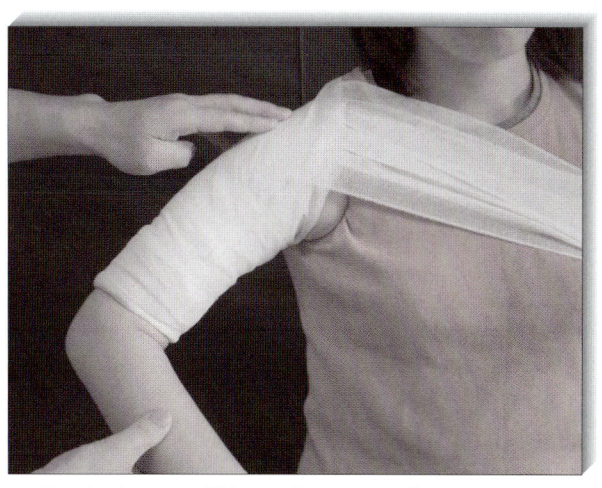

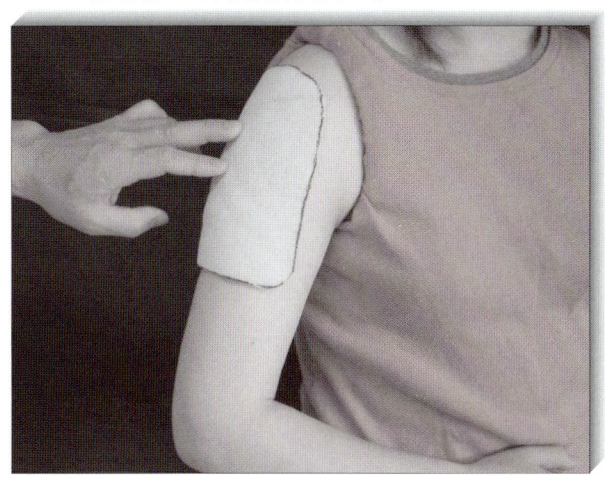

▶⑦　肩関節捻挫で軽度のものには，さらに短めの外側スプリントを利用することもある．

---

**メモ2**　急性の腱板損傷の固定に応用でき，提肘を合わせて行うことで効果があがる．また，腱板の全層断裂以外（滑液包側・関節包側断裂）の部分断裂に対しては，1～2週間の絶対安静によりかなりの機能回復が望まれる．安易な治療は肩関節の外転不能をもたらすことがある．したがって，本法により安静を指導することが必要である．

## VI. 上腕から肩関節　Glp, PC-H, Pli

### スプリント　前方-後方スプリント
### 上腕骨骨幹部・外科頸骨折

　別名，U-slab ともいわれ，上腕骨近位端・骨幹部骨折に対して肘関節 90°屈曲位で前腕から肩峰までを固定するものである．固定後は前腕を三角筋，スリング（sling）で吊るしてもよいし，包帯で体幹に固定することも可能である．比較的骨折端が安定する方法といえる．ハンギング・キャスト（hanging cast）の前処置として行う場合がある．

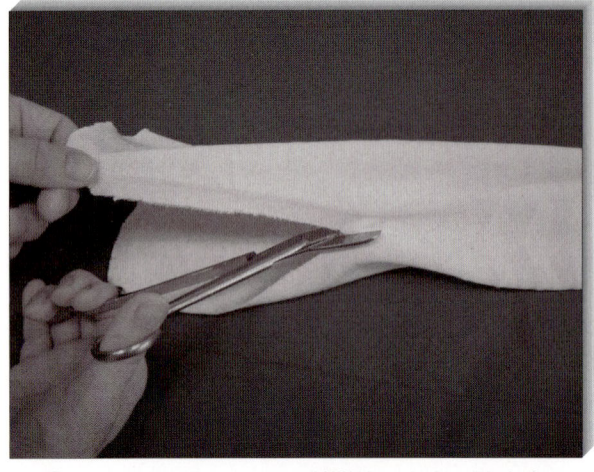

**PC-H 使用例**

▶① ストッキネットは，肩関節の上方に適応するように一部をカットする．

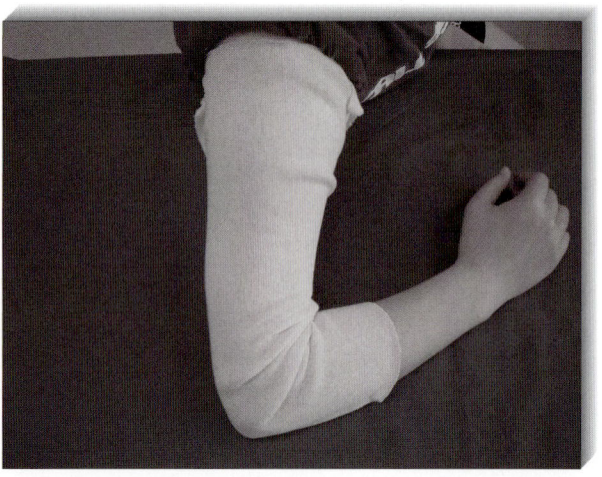

▶② 肩峰から前腕に至る範囲をストッキネット，下巻き，アンダーラップで巻く．

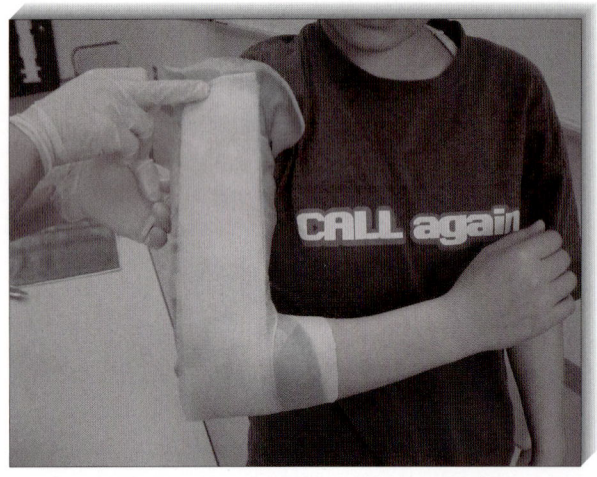

▶③ 肩関節下垂・内旋位，肘関節 90°屈曲位，前腕中間位で，7.5 cm 幅の三重に折り曲げた PC-H を肩峰から肘，さらに後方に回って腋窩下端まであてる[*1]．

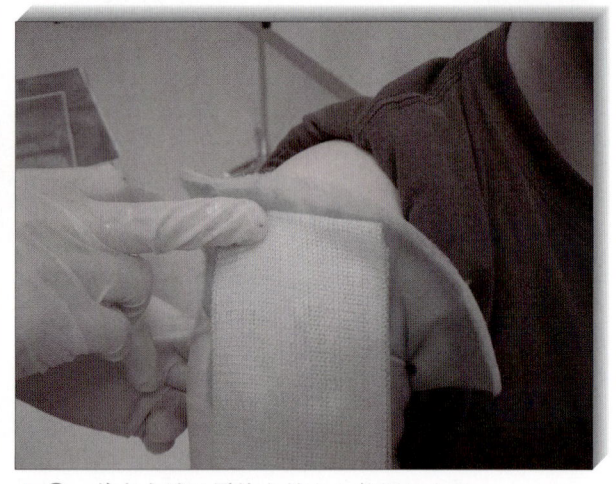

▶④ 前方上端は肩峰を越えた位置になる．

---

**メモ1**　PC-H の長さは，肩峰から下がって肘の後方を回り，腋窩下端までとする．または，前後に 1 枚ずつ用い，肘頭下端で重ねても良い．

第二部　キャスト法の実際　71

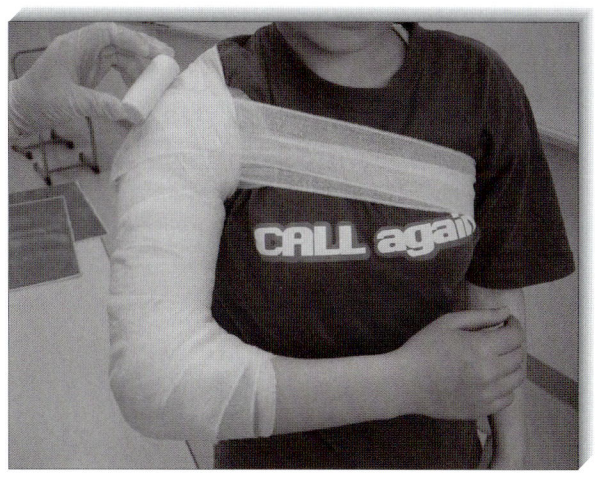

▶⑤　包帯で前腕から肩に至る範囲を仮固定する．

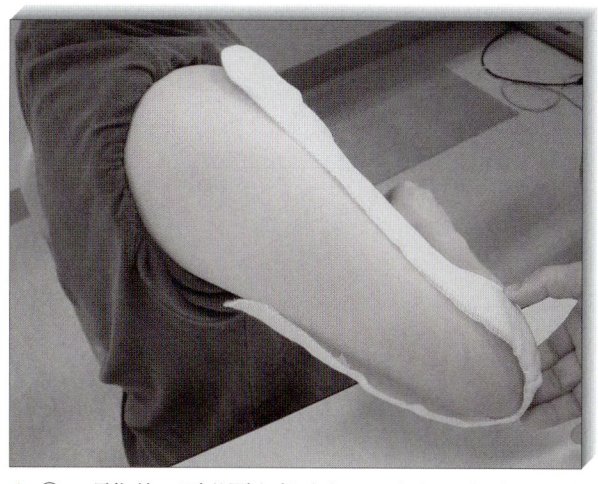

▶⑥　硬化後，不必要な部分をカットし，上腕での適合を確認する．

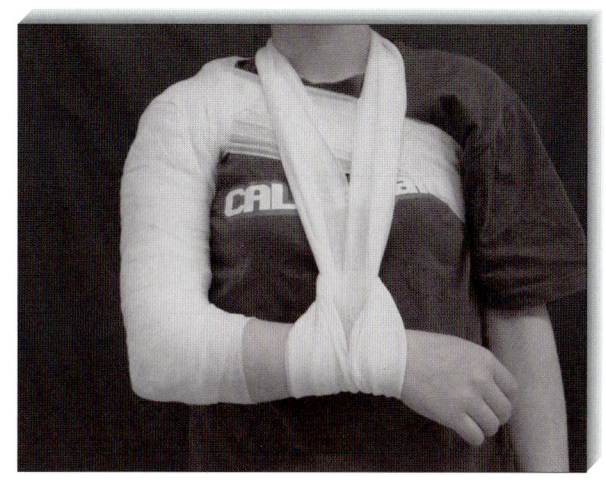

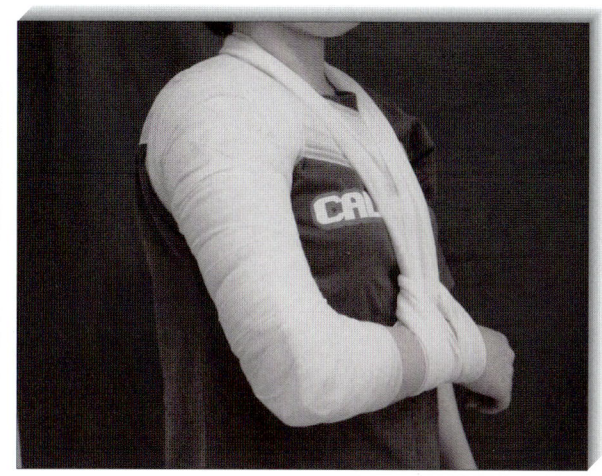

▶⑦　新たな下巻きを挿入し，スプリントを包帯で固定する．その後，提肘を行って固定を終える[*2]．

> **メモ2**　本法は転位の少ない上腕骨骨幹部骨折や，整腹後，安定性の得られた骨折に対して適応となる．またハンギング・キャストのように睡眠時，座位を保持するなどの必要がなく，小児に対しても使用できるため，用途は大きいといえる．

## VI. 上腕から肩関節　PC-H

### スプリント

# 鎖骨圧迫用スプリント
## 肩鎖関節脱臼・亜脱臼

　　肩鎖関節脱臼後の固定は極めて難しい．本法は PC-H を使用して，上端を肩鎖関節の内側で鎖骨遠位端におき，U-slab と類似した固定を行う．これにより上肢の重みは常に鎖骨遠位端に加わることとなり，安定した圧迫固定が得られる．

**PC-H 使用例**

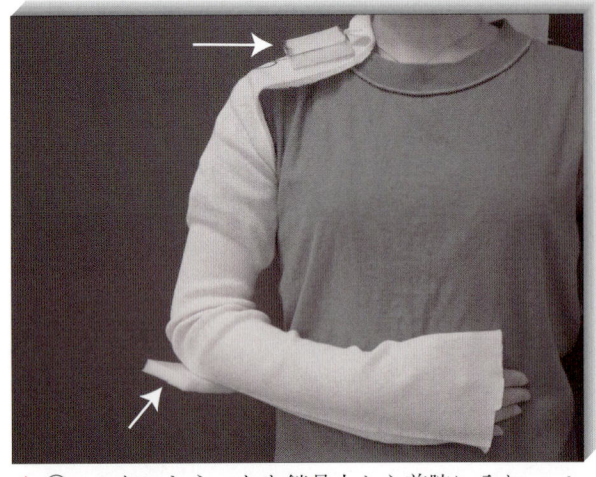

▶① ストッキネットを鎖骨上から前腕に入れ，パッド（矢印）を肩鎖関節の近位（鎖骨遠位端）と肘関節の下方（肘頭）にあてる．

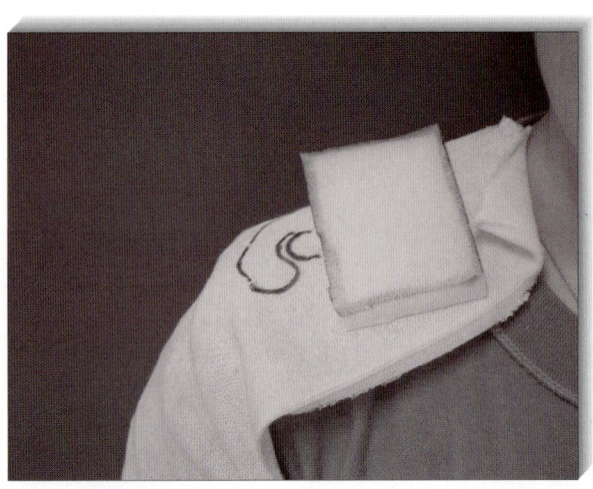

▶② 肩鎖関節の内側に正確にパッドをあてることが本法のポイントとなる[*1]．

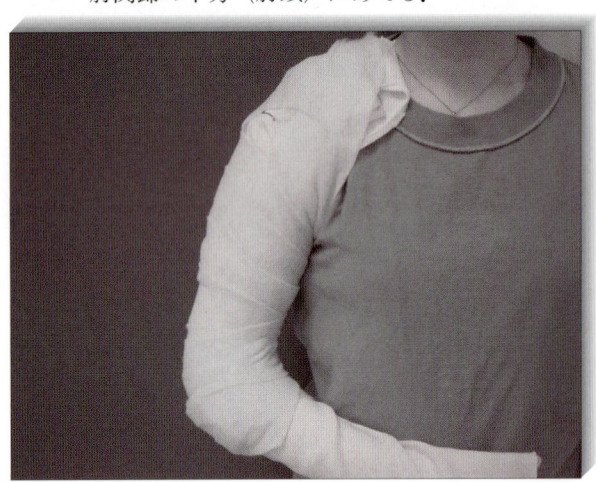

▶③ 下巻き，アンダーラップを巻く．

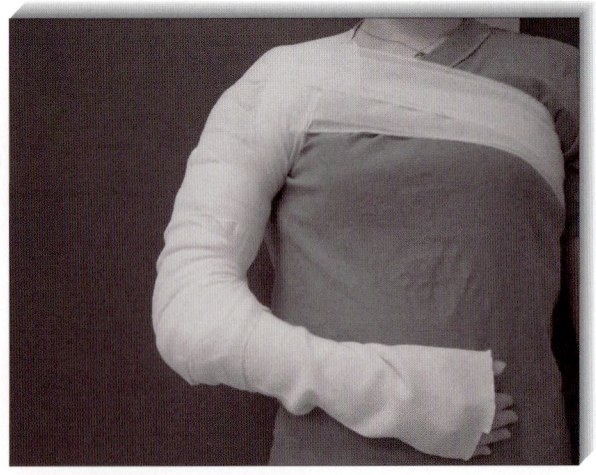

▶④ PC-H を，肩鎖関節の内側から肘頭を回り上腕の後方に沿わせて包帯で仮固定する[*2]．

> **メモ1** 上肢の重みを利用して鎖骨外側端を圧迫することで鎖骨の上方転位を制限する．
> **メモ2** 上肢の重みが鎖骨の遠位端に加わることを確認する．

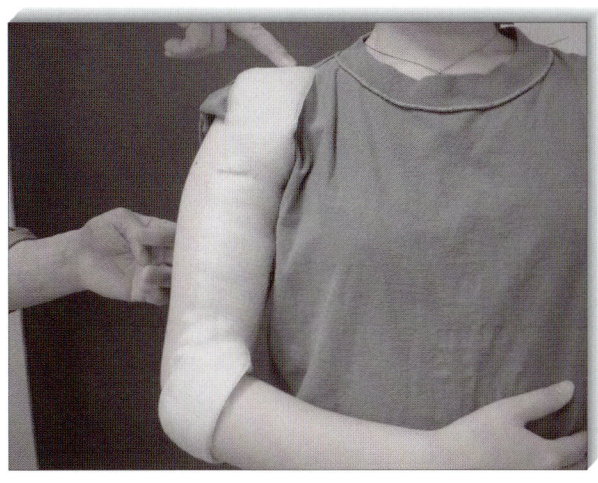

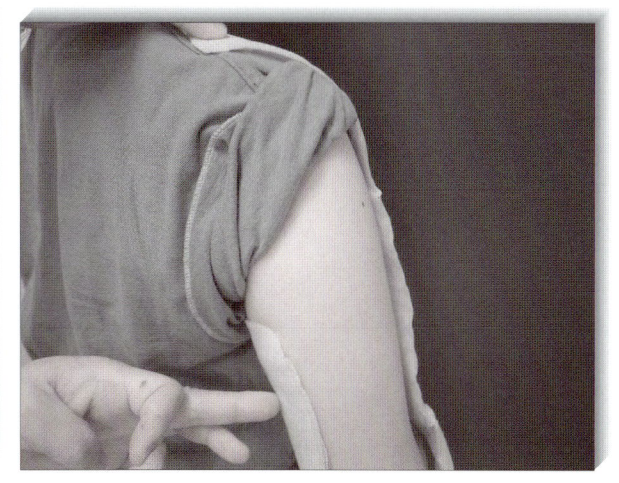

▶⑤ 硬化後の PC-H を示す．左は前方から，右は後方から見たものである*3．

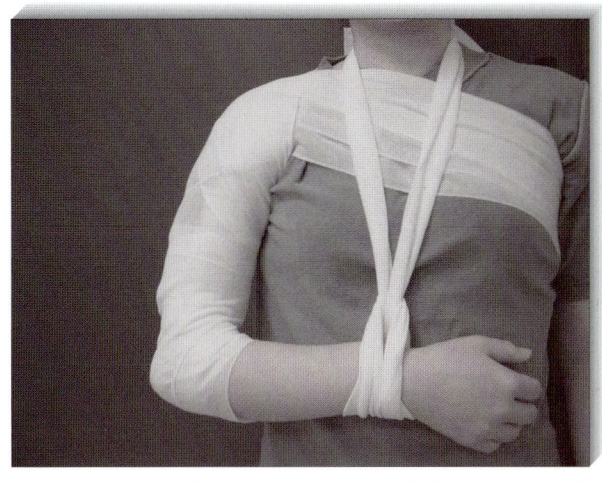

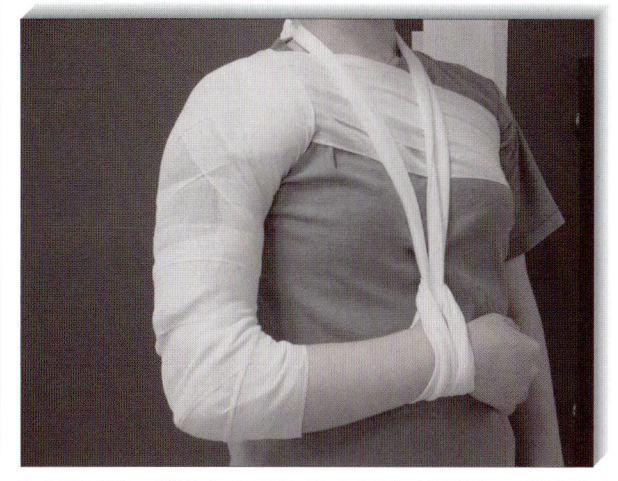

▶⑥ スプリントの上端が鎖骨の遠位端を覆っていることを確認後，硬化した PC-H を包帯で固定し，提肘を行って終える*4．

> **メモ 3** 写真右から，スプリントの上端は鎖骨の遠位端を覆っていることが確認できる．
>
> **メモ 4** この固定の特徴は，上肢の重みを利用して肩鎖関節脱臼後の鎖骨の上方転位を制限することにある．また，上肢を伸展位，あるいは提肘の角度を鋭角にすることで，パッドを介して鎖骨端に加わる下方へのベクトルを強めることもできる．

## VI. 上腕から肩関節　Gip, PC-H, PC-S

### キャスト　フィギュア・エイト固定
#### 鎖骨骨折

鎖骨骨折は保存療法が原則である．整復は比較的容易であるが，固定は難しい．近年，市販の鎖骨バンドが用いられるが，変形治癒の多いのも事実である．本法は安定した固定を目的に用いられるが，間違った方法もみられることから十分な理解が必要である．

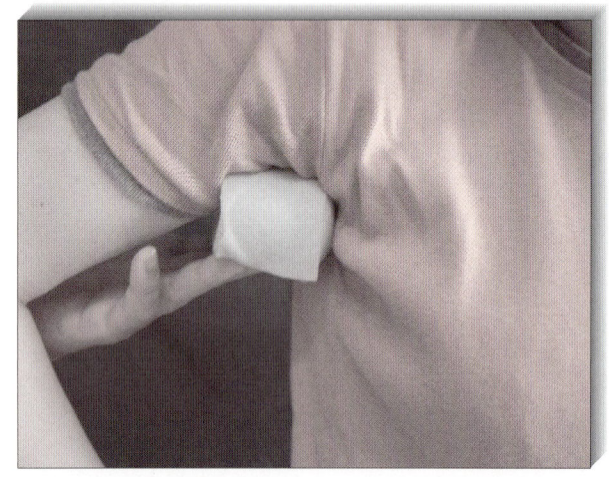

**PC-H 使用例**

▶① 左右の腋窩に十分な大きさの枕子を置く*1．

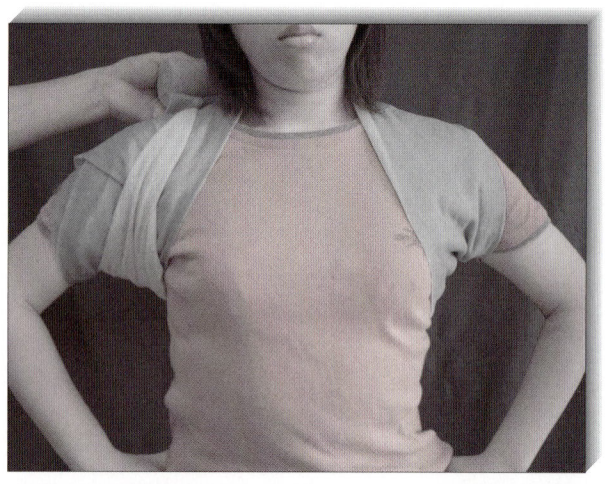

▶② 十分に胸を張らせた後，下巻きを左右に 8 字状に巻く*2．

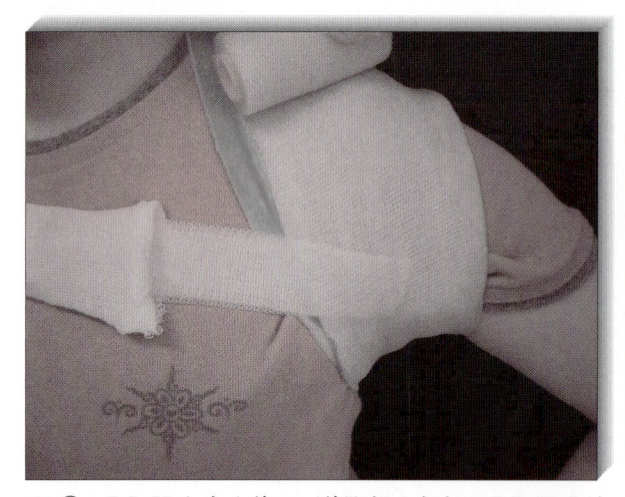

▶③ PC-H を巻く前に，前胸部で左右の PC-H を連結するためのプラスチック材（5 cm 幅程度）を用意しておく*3

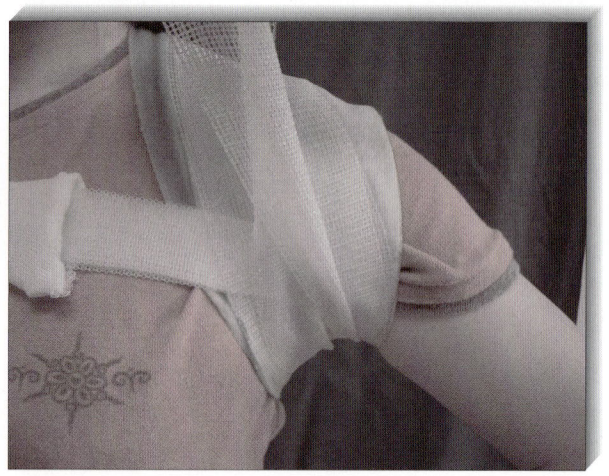

▶④ フィギュア・エイトを巻く中で，上記のプラスチック材を前胸部で巻き込む．

---

- **メモ1**　小さすぎる枕子はまったく目的を達成できず，少し大きいくらいのものを使用するとよい．
- **メモ2**　胸を張らせるという動作は，肩甲骨の挙上ではなく，肩甲骨の内転を目的とする．なぜなら，挙上を強めると鎖骨は短縮するからである（筆者らの調査から）．
- **メモ3**　前胸部にプラスチック材をあてる目的は，胸を張らすことで両肩の固定具が後方に移動し，鎖骨の遠位骨片の下方転位の増強を防ぐことにある．

第二部　キャスト法の実際　75

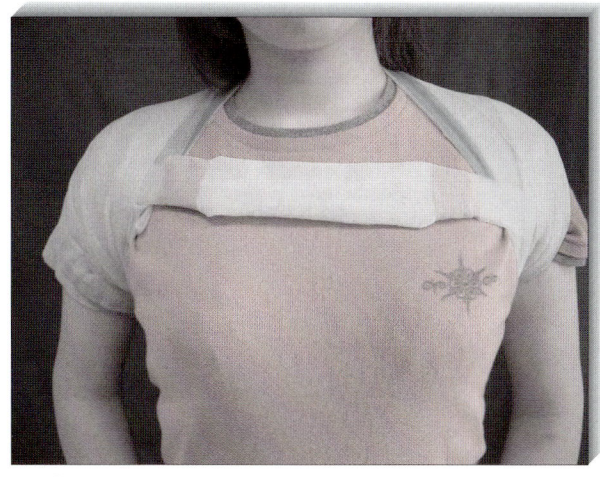

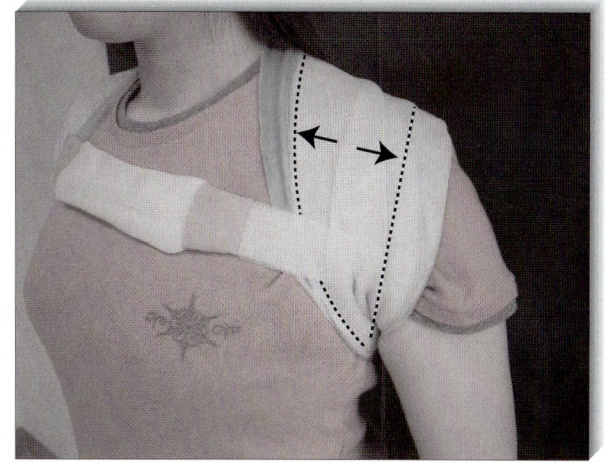

▶⑤　胸を張らせた状態で，前胸部にプラスチック材を巻き込んで連結し，固定を終える*4．

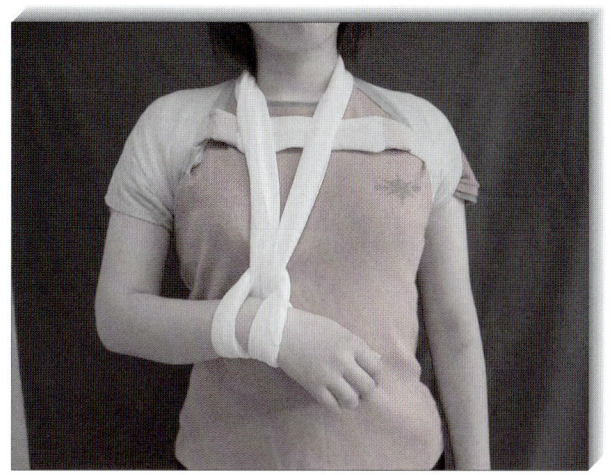

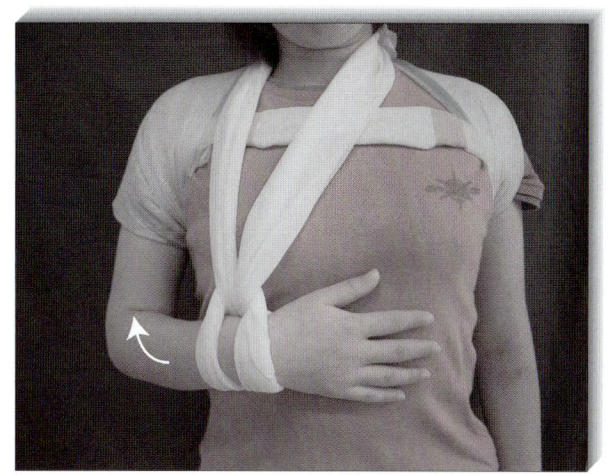

▶⑥　肩関節が後方に位置する（矢印）ように提肘を行う*5．

- **メモ4**　フィギュア・エイト（figure-8）の固定範囲は前方を広く覆うことである（矢印）．鎖骨の外側に片寄ると鎖骨遠位端を下方に押し下げることになり再転位を増強する．
- **メモ5**　一般的に提肘は前胸部で行われるが，鎖骨の再転位予防という観点からは，上腕が体幹の外側に位置するように提肘すべきである．

## VII. 膝関節　Gip, PC-H

### キャスト　膝関節固定キャスト
中等度の膝関節捻挫

　スポーツ傷害，あるいは急性の外傷性関節炎などに対してとりあえずの安静・固定を目的に行う．ただし，長期の固定は筋萎縮を促進するため，症状の変化をみながらシャーレに切り換えていくことが重要である．

**PC-H 使用例**

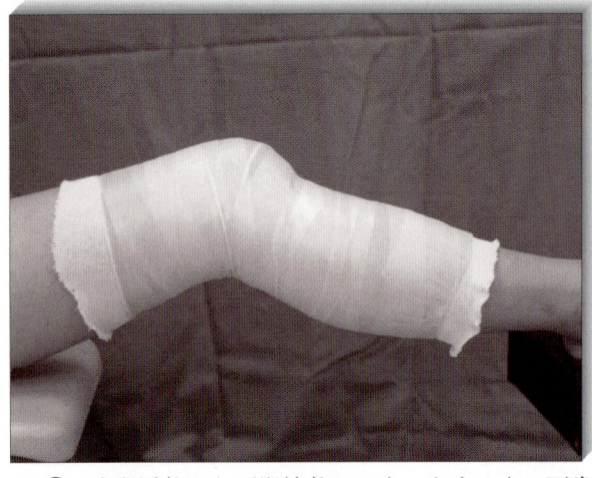

▶① 大腿近位から下腿遠位にストッキネット，下巻き，アンダーラップを巻く．

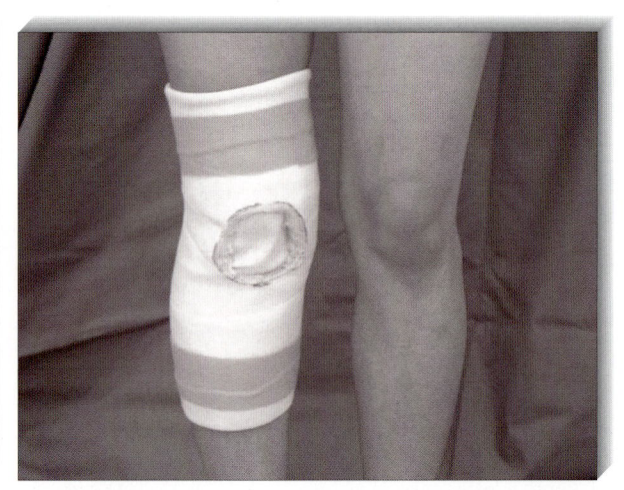

▶② PC-H を大腿の中央から下腿の中央まで環状に巻く．巻き終えたら，膝蓋骨部分をカットする．両端のストッキネットを折り曲げてテープで固定する[*1]．

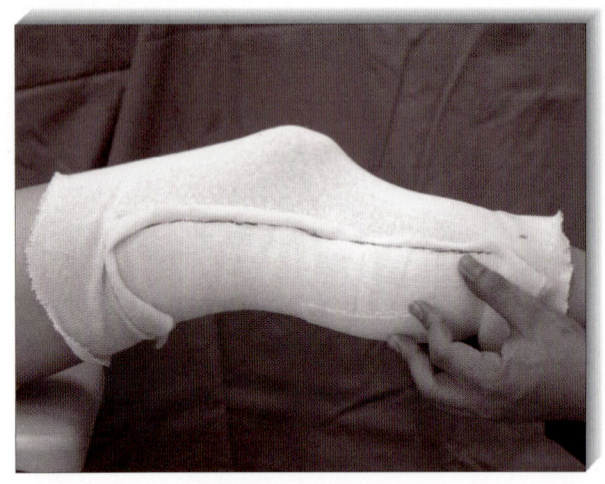

▶③ 約 1〜2 週間後，シャーレにする．

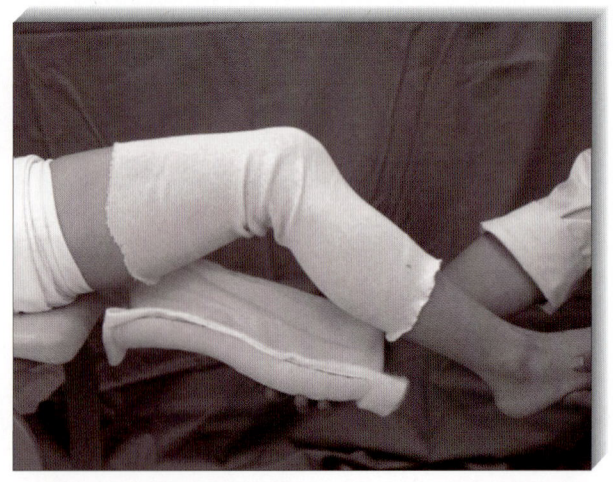

▶④ シャーレに切り換えたならば，自動運動を中心に指導する[*2]．

---

- メモ 1　本法では荷重を行うことで大腿部の等尺性収縮を促進できる．
- メモ 2　膝関節周囲は筋萎縮の発生が早く，2〜3 週間後にはシャーレとしたうえで膝関節の自動運動を加えなければならない．

## VII. 膝関節  Gip, PC-H, PC-S, Poly C, Pli

### スプリント　内側-外側スプリント
### 軽度の内側・外側側副靱帯損傷，捻挫

　膝関節周囲の軽度の靱帯損傷，捻挫に対して用いる．本法の特徴は機能解剖学的視点から，内側・外側側副靱帯の走行に沿った固定を行うもので，下腿の回旋運動を効果的に抑制することを目的とする．

**Pli 使用例**

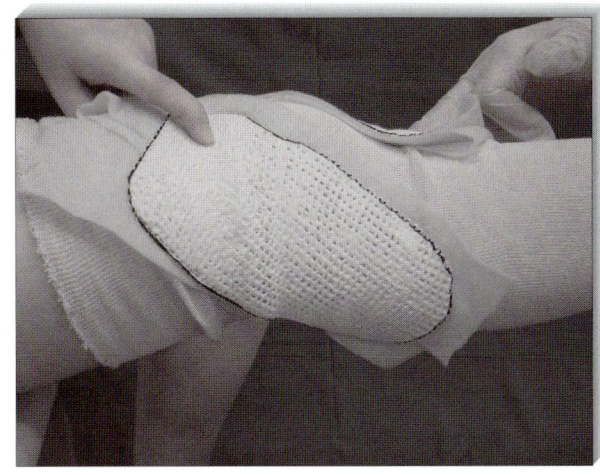

▶① 膝関節の上下 40 cm 程度の長さでストッキネット，下巻き，アンダーラップを巻く．三重～四重に折り曲げた Pli を，内側・外側各 1 枚用意し，四隅をカットしておく*1．

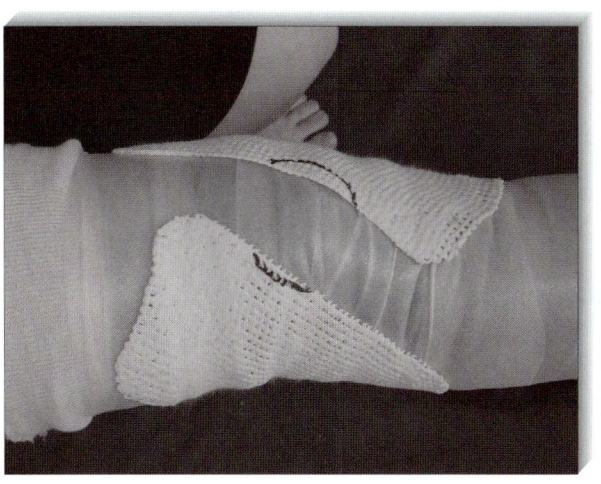

▶② 内側・外側側副靱帯の走行に沿って Pli をあて，仮包帯をする．硬化後，一旦はずして膝蓋骨部分をカットする*2．

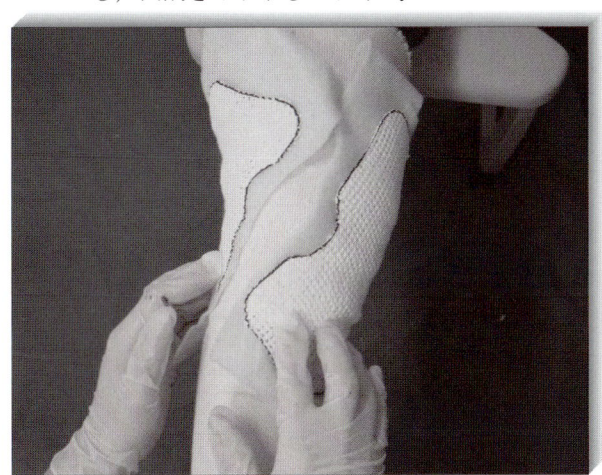

▶③ 下巻きを敷き，スプリントをあてて包帯で固定する．

▶④ 包帯を巻き終えたら，ストッキネットの両端を折り曲げ，テープで止める*3．

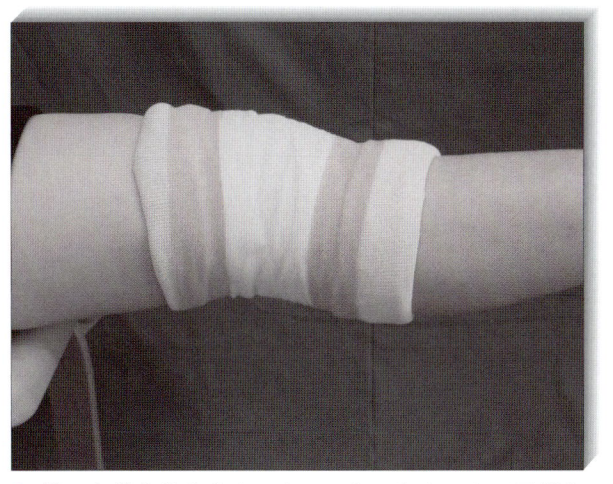

---

**メモ 1**　Pli の長さは，内側で内顆から鵞足，外側は外顆から腓骨頭を十分に覆うものとする．損傷の程度によって長さや強度，固定材料を考慮すればよい．

**メモ 2**　靱帯の走行に沿わす理由は，①歩行時の下腿の回旋力を抑制する，②固定の原則である靱帯の機能を考慮する，ことに従ったものである．

**メモ 3**　上記のいずれの材料を使用してもよいが，ソフトキャストを用いることでスポーツ傷害の予防対策にもなる．

## VII. 膝関節　PC-H, PC-S, PIi

### スプリント　スパイラルスプリント
### 下腿の内旋・外旋抑制用

本法はスパイラルのもつ力学的抑制効果を期待するもので，軽度の内側・外側側副靱帯損傷や前・後十字靱帯損傷などに対して，下腿の回旋を抑制する目的で使用する．

**PC-H 使用例**

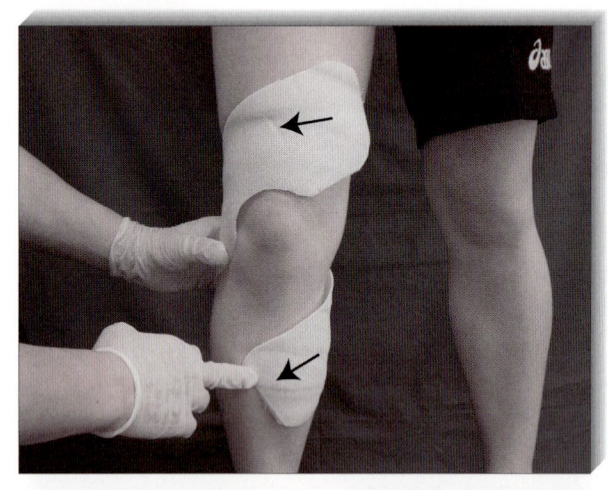

▶① 固定肢位は膝関節軽度屈曲位とする．写真は下腿の内旋を抑制するため，ラセンの方向は大腿の前方から外側を回り，下腿の内側から下腿前方に向く（矢印）．スプリントの裏面に滑りにくいゴムパッドなどを装填すると，回旋の抑制効果は高まる．膝蓋骨部分はカットしておく*．

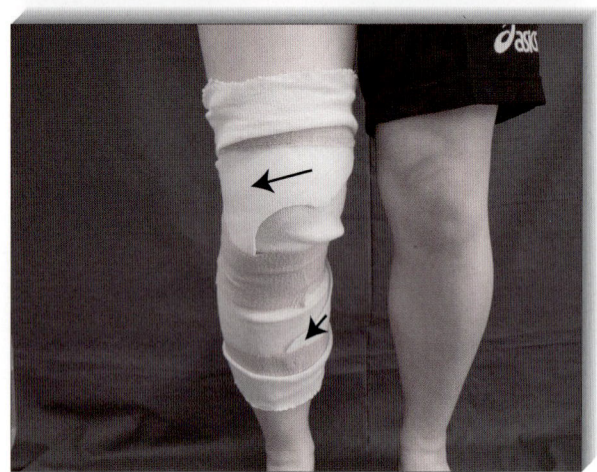

▶② スプリント上から弾性包帯，あるいはCOBAN等で固定し，ストッキネットの両端を折り返し，テープで固定する（前方からの外観）．

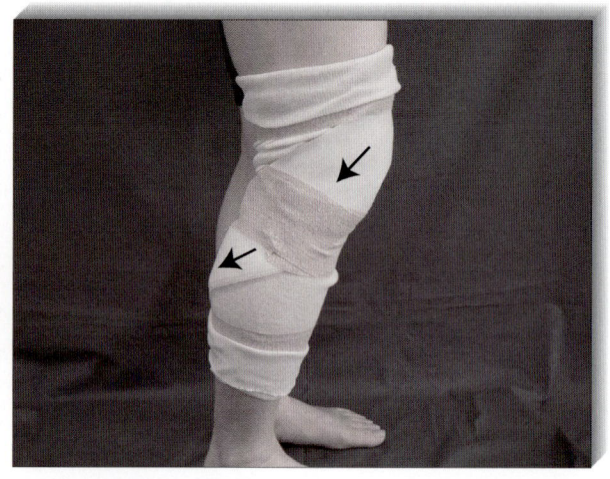

▶③ 外側からの外観を示す．スプリントのあたらない部分が多いため，下腿の回旋を抑制しながらも自由な動きが獲得できる．

**メモ**　膝関節の損傷程度によって固定強度を変えることで，少々のスポーツには対応が可能となる．

## VIII. 下腿　Gip, PC-H

### キャスト　ロングレッグキャスト：足関節 90°位固定
### 膝関節周囲の骨折，下腿骨骨折，膝関節周囲の強度の捻挫

本法は主に膝周囲の骨折を含めた損傷に適している．ただ，巻き方への留意以上に大腿四頭筋を主とする筋萎縮と拘縮の予防に気を配らなければならない．

**PC-H 使用例**

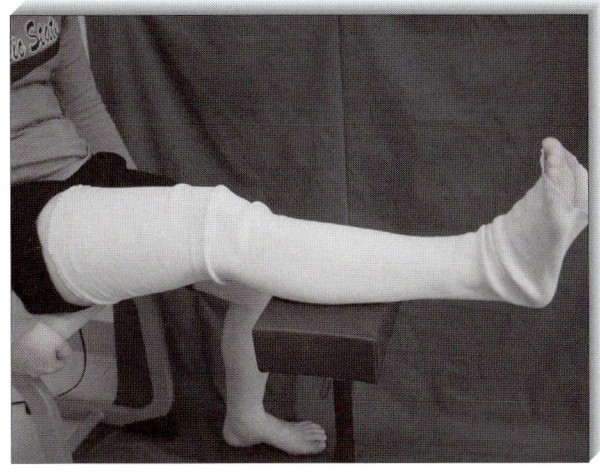

▶① 膝関節軽度屈曲位（10°～15°），足関節 90°位，足部中間位として，ストッキネットを大腿近位端より足部 MP 関節遠位まで巻く．

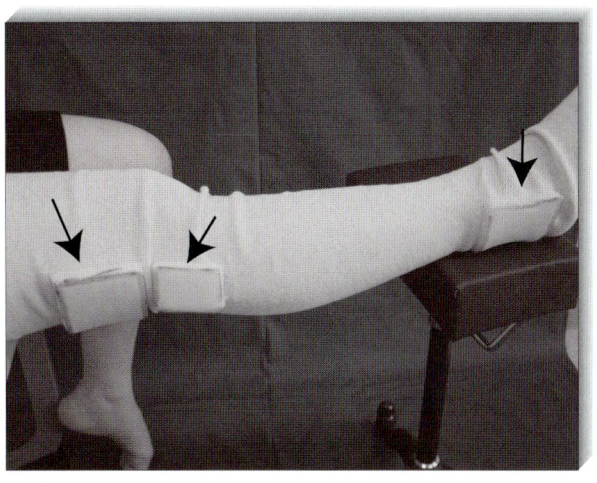

▶② 大腿骨内・外側顆，腓骨頭，内果，外果等の骨突出部，神経の浅層走行部にパッド（矢印）をあて，下巻き，アンダーラップを巻く．

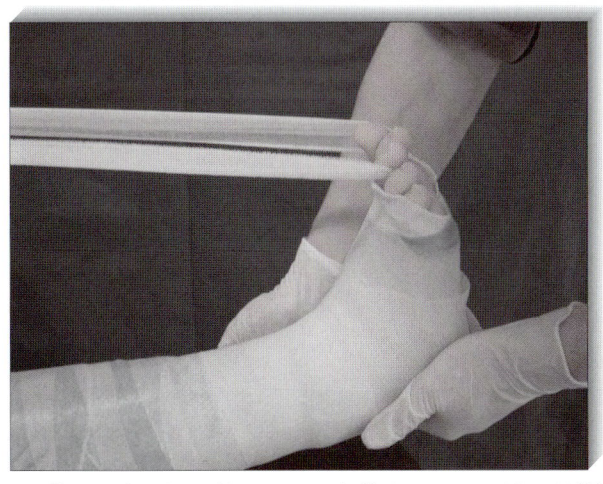

▶③ 固定肢位を保つために包帯を足趾にかけ，足関節 90°位，内反，外反の中間位で本人に引くよう指導するとよい．

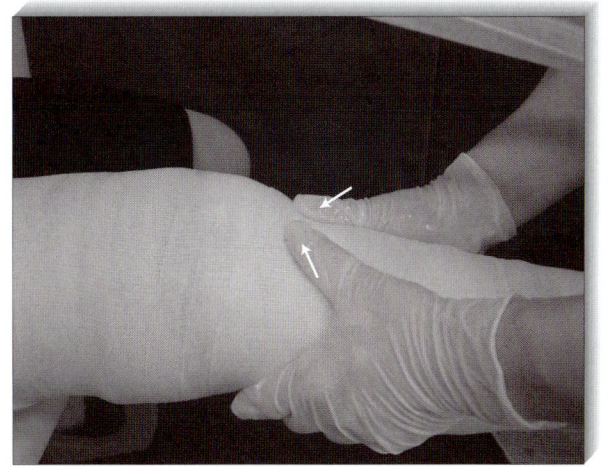

▶④ 大腿中央から MP 関節まで PC-H を環状に巻く．特に膝蓋骨下部は十分なモールディングを行い，適合性を高めておく（矢印）[*1,2]．

**メモ1**　ギプスの場合は，膝部周囲をまず巻き固めた後に，さらに下腿から足部にかけて巻くことが可能である．しかし，PC-H では一度硬化するとあらたなものを追加しても剥がれてしまう．したがって，広範囲に巻く場合はかなりの技術と要領が求められることを留意すべきである．

**メモ2**　PC-H を巻く順序として，最初に大腿部を巻いてから次に下腿を巻きすすめて完成させる方法と，その逆の方法がある．PC-H は硬化が早いため，層間が剥がれやすくなるので注意を要する．

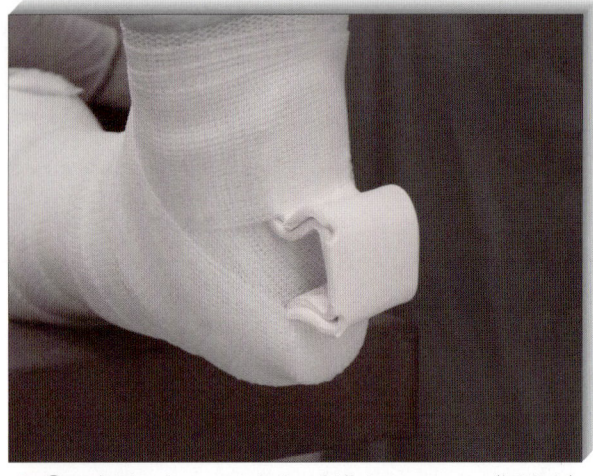

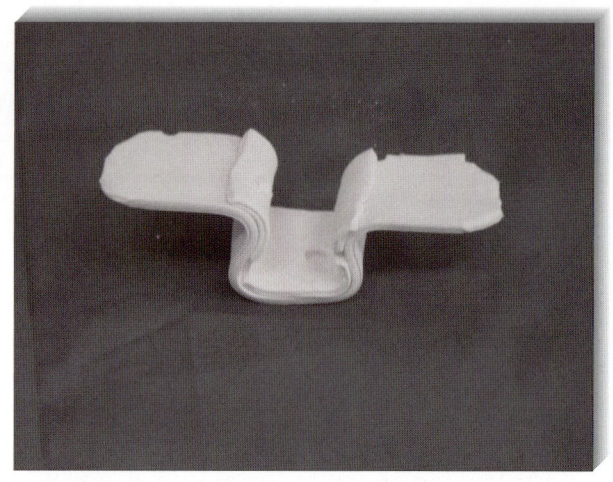

▶⑤ 市販のあるいは自分で製作したヒール（写真右）を脛骨の延長線上の足底にあて，PC-H をさらに巻く．

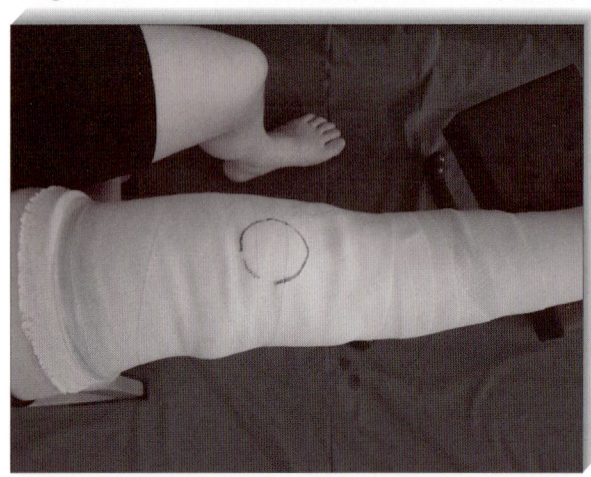

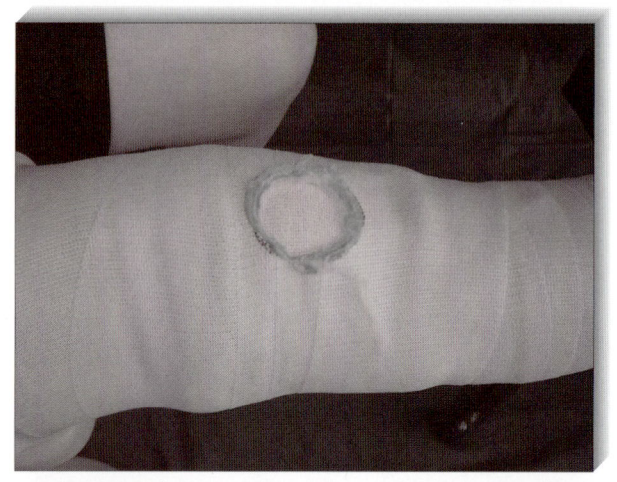

▶⑥ 膝蓋骨部をマーキングし，膝蓋骨が可動するように一部を除去する．両端のストッキネットを折り曲げ，テープで固定して終える[*3]．

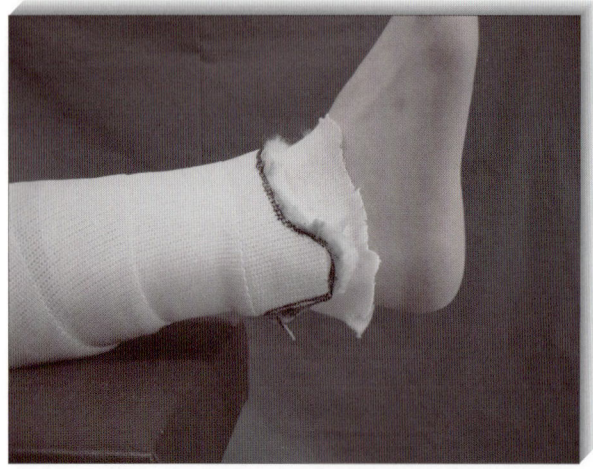

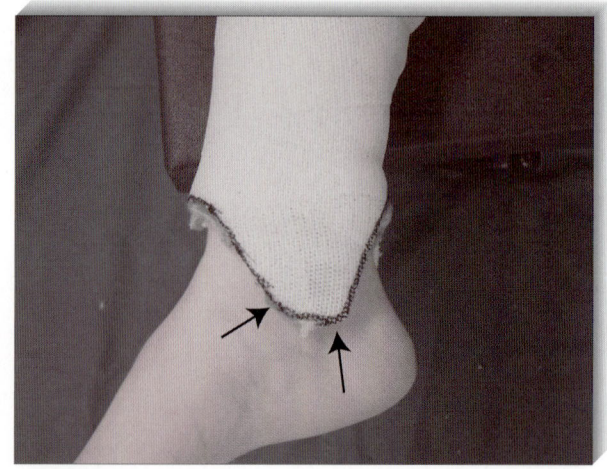

▶⑦ 骨折7～8週間後（ケースによっては早く），足部の運動を目的に足関節以下のキャストを除去する[*4]．この場合，内果，外果は残して固定力の低下を少なくする．

> メモ3　他動的に膝蓋骨を動かすように指導する．さらに，大腿四頭筋の萎縮は極めて早く生じることから，パテラセッティング（patella setting）の方法を前もって教えておき，毎日行うよう指導しなければならない．
>
> メモ4　カット後，立位で足関節を背・底屈させ，キャストが足部の皮膚にあたらないことを確認しておく（矢印）．

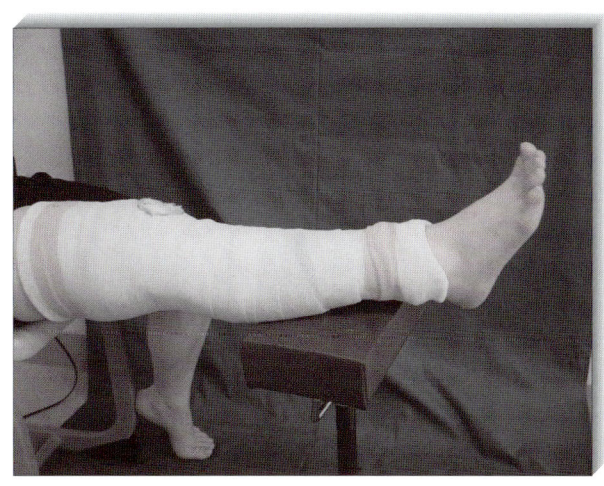

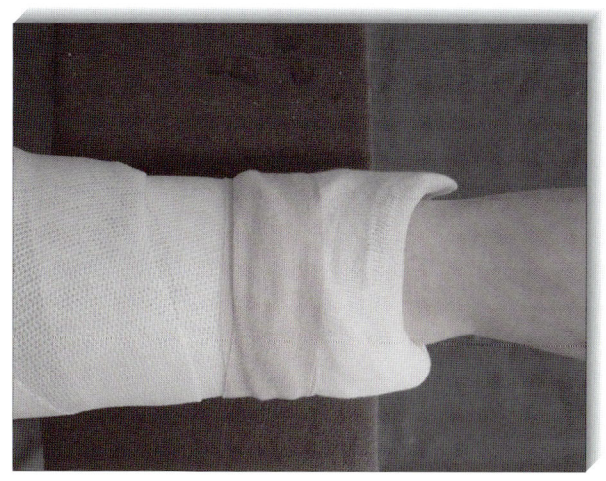

▶⑧　両端のストッキネットを折り曲げ，テープで固定して終える．

## VIII. 下腿　Gip, PC-H

### キャスト　ロングレッグキャスト：足関節底屈位固定
### アキレス腱断裂

　基本的な巻き方はロングレッグキャストの方法に従うが，ポイントは足関節を最大底屈位とし，アキレス腱の断裂端を十分近づけた後，巻くことである．また，補強用シーネを断裂部分の中心にあてると，より安定性が得られる．この肢位での固定は少なくとも約6週間必要で，その後，徐々に角度をゆるめながら巻きなおす．再断裂は4〜8週間に最も多いことを留意する．

**PC-H 使用例**

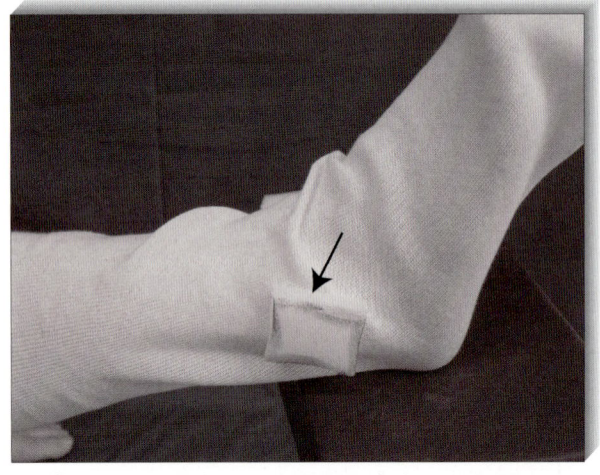

▶① ストッキネットを大腿の中央から足趾まで入れ，大腿骨内・外側顆，腓骨頭，内果，外果（矢印）等の骨突出部，神経の浅層走行部に，パッドをあてる．

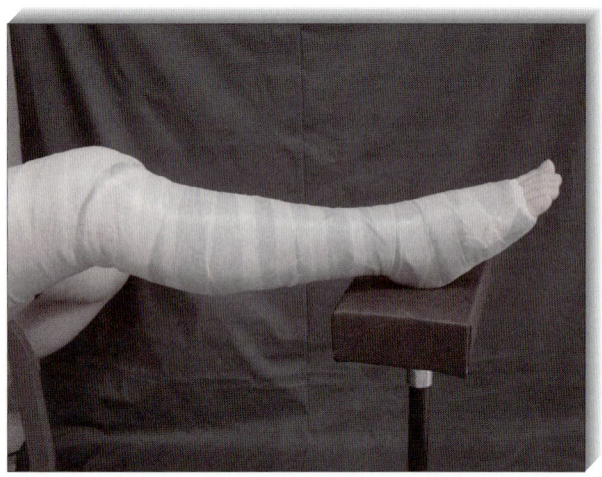

▶② 固定肢位は膝関節軽度屈曲，足関節最大底屈位で，下巻き，アンダーラップを巻く．

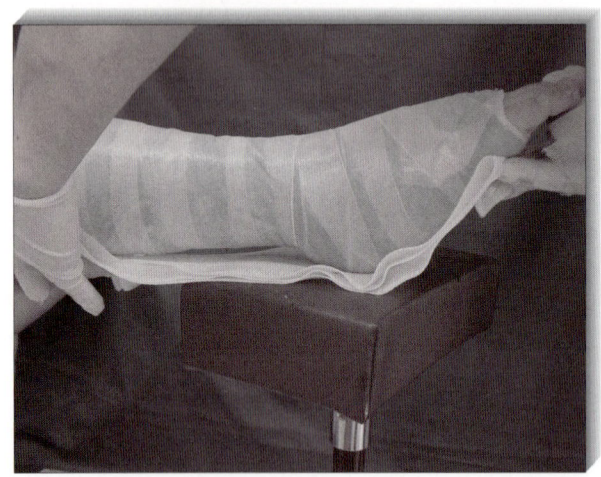

▶③ 足関節底屈位での強度を高めるため，あらかじめ用意した補強用シーネを足底にあてる．

▶④ PC-Hを巻き，硬化を待つ*1．

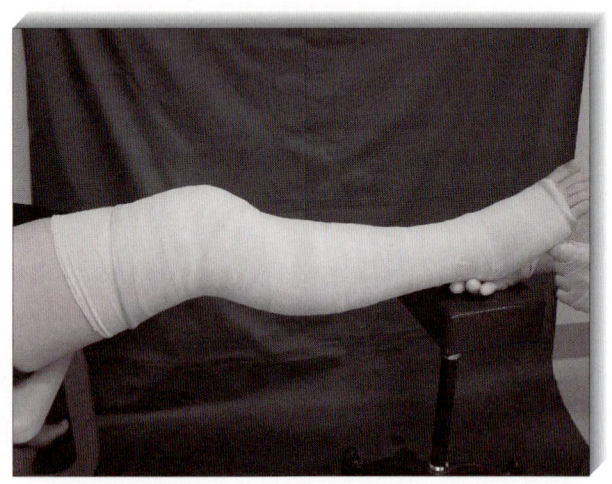

---

**メモ1**　足関節を底屈する場合（尖足位），連動運動として内反位での固定になりがちである．このことは，距腿関節面の適合性が悪く，あるいは部分荷重から全荷重の際（受傷後10日〜2週間後）不都合があるので，注意を要する．

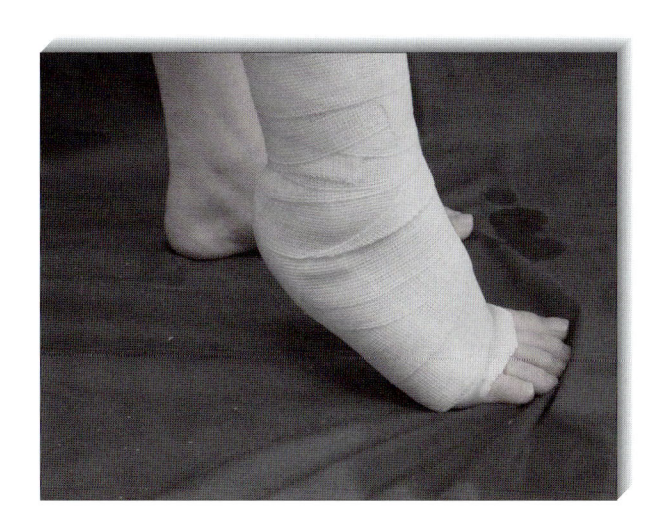

▶⑤ 立位での固定肢位を示す．通常は足底に補高を行い（写真では省略），段階的に部分荷重から全荷重を指導する．また，経過とともにキャストを巻き変え，徐々に足関節の底屈角度を減らしていく[*2]．

---

**メモ2** 固定期間は8～10週間とし，その間，足関節の底屈角を漸次少なくし，あわせて部分荷重から全荷重を指導する．完全除去後も，2～3ヵ月間は軽度尖足位（2～3 cmのヒール）での歩行が必要である．

## VIII. 下腿　Gip, PC-H

### キャスト　ショートレッグキャスト
### 足関節周囲・果部骨折，足関節周囲の靱帯損傷

足関節周囲，特に下腿下部の骨折にはロングレッグキャストが望ましいが，転位の少ないものについてはショートレッグキャストの適応となる．また，捻挫においても損傷程度3度を保存療法の対象とするか否かについては多様な議論があるが，近年では適応とする報告が多い．

**PC-H使用例**

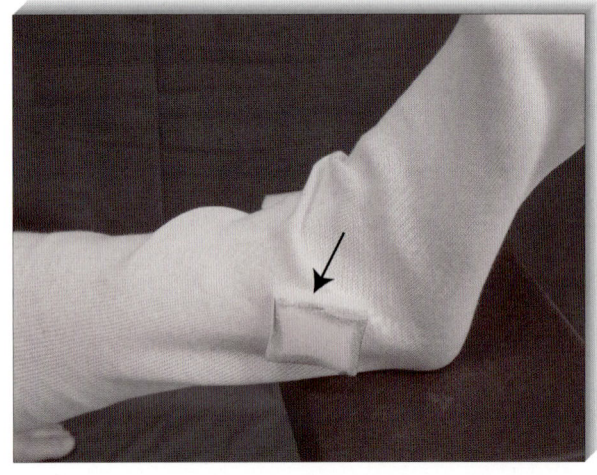

▶① ストッキネットを下腿の近位から足趾まで入れ，内・外果（矢印）にパッドをあてる．

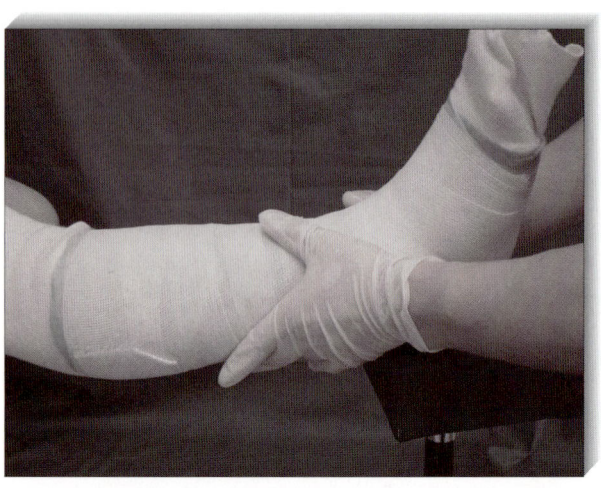

▶② 足関節90°位，足部中間位でPC-Hを下腿から足部のMP関節まで環状に巻く*1．

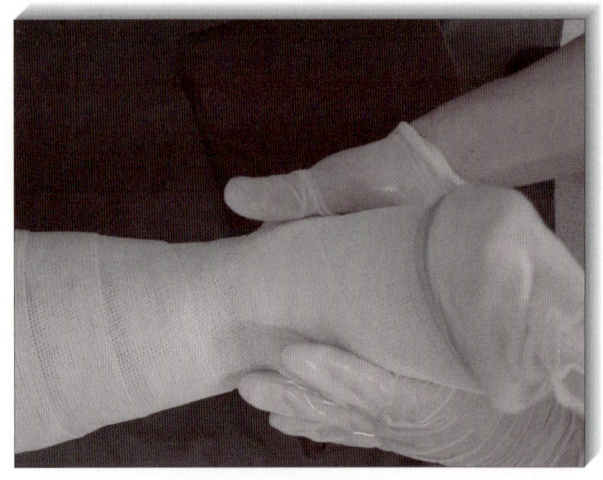

▶③ 特に，内果，外果周囲を十分にモールディングし，適合性を高めておく．

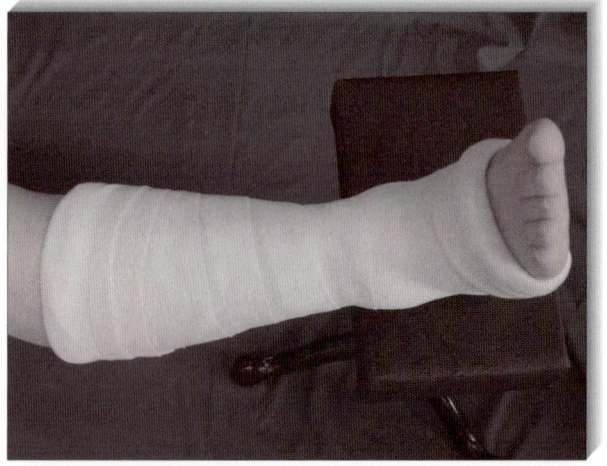

▶④ 硬化後，両端のストッキネットを折り曲げ，テープで固定する*2．

**メモ1**　足関節90°位，足部中間位とすることは極めて重要な意味を含んでいる．その理由には，固定除去後に足部の前方不安定性の出現率がかなり違うことにある．すなわち，足関節が底屈・内反位で治癒すると，前距腓靱帯の機能不全を必ずともなうからである．

**メモ2**　本法のようにリジッドタイプの固定を長期にわたって（4～5週間）行うと，予後が悪い．それは，長・短腓骨筋の筋力低下により足関節の外反力が弱化し，足関節が不安定となるからである．また，一旦，低下した筋力を強化するのに長期間を要することが明らかとなっている．その対策としては，外反の等尺性運動を指導するか，時期をみて軟性装具に切り換えることである．軟性装具の中にソフトキャストの使用も含まれる．

## VIII. 下腿　Gip, PC-H, Pli

### スプリント　外側・(内側) スプリント
### 軽度の腓骨骨折，前脛腓靱帯損傷など

腓骨の単独骨折（特に不全骨折）や前脛腓靱帯損傷などに対して，内・外側からサンドにして固定を行うことで十分な治療効果が得られる．

本法は，足関節の底屈を自由としながら，背屈を一部制限することを目的とし，足関節の拘縮を最小限にできることがメリットである．

**Pli 使用例**

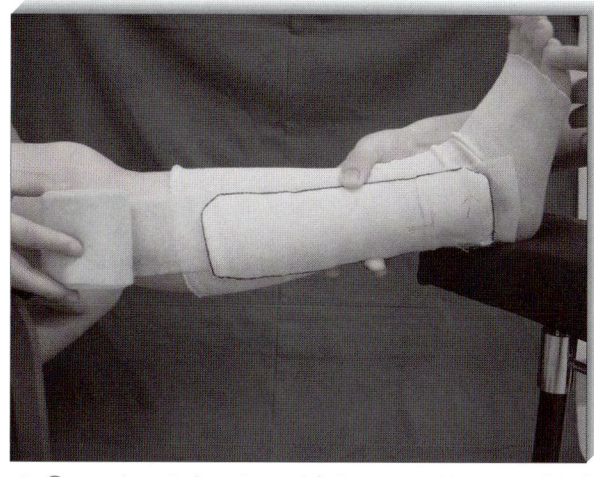

▶① ストッキネット，下巻き，アンダーラップを巻く．下腿の上2/3から外果，内果を覆う長さで，三重〜四重に折り曲げたPliを軟化させてあてる．固定範囲は腓骨頭遠位から外果下端とする．硬化したら包帯で固定する*1．

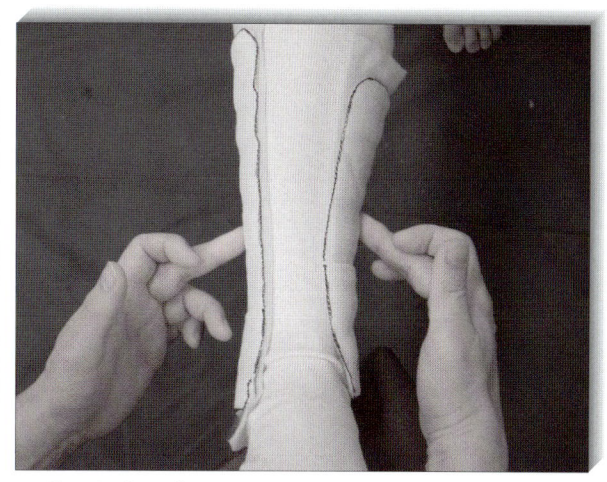

▶② 軽度の場合は，外側のみで十分であるが，前脛腓靱帯損傷では，内側にも同様のスプリントをつくり，下腿を挟むようにして足関節までを包帯で固定する*2．

本法は外果の不全骨折に特に有効であり，固定直後から全荷重を許可することでADLへの支障はほとんどみられない．

---

**メモ1** スプリントは外果全体を覆うようにあてるが，足関節の底・背屈運動は妨げないこと．

**メモ2** 前脛腓靱帯損傷に両側スプリントを使用するのは，下腿腓関節の離開を制御するためである．腓骨単独の不全骨折では外側のみの固定で十分である．

## IX. 足関節　PC-H, Poly C

**スプリント**

# U字型スプリント
### 足関節靱帯損傷，捻挫など

　足関節捻挫に対して種々の固定法が考えられるが，その目的とするところは適切な固定力と筋萎縮を最小限にすることである．その意味から3通りの固定法を紹介した．本法はU字型であり，筆者の調査では内反制動のみに有効であった．しかし，筋萎縮の予防という点からは最も優れていた．

**PC-H使用例**

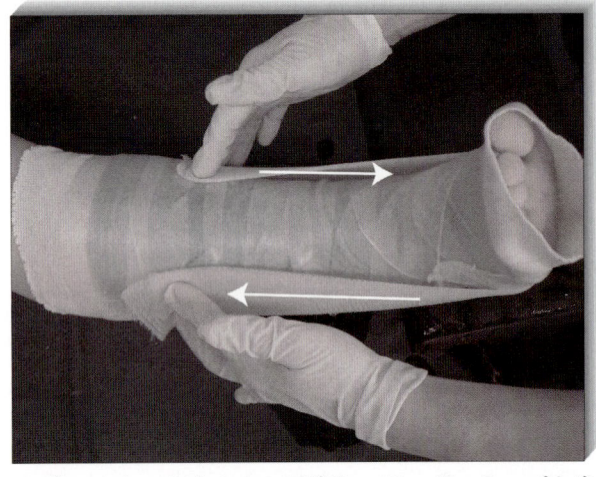

▶① ストッキネット，下巻き，アンダーラップを巻き，足関節90°位でPC-Hを内側から外側方向にあてる．内側より外側を長めとする*1．

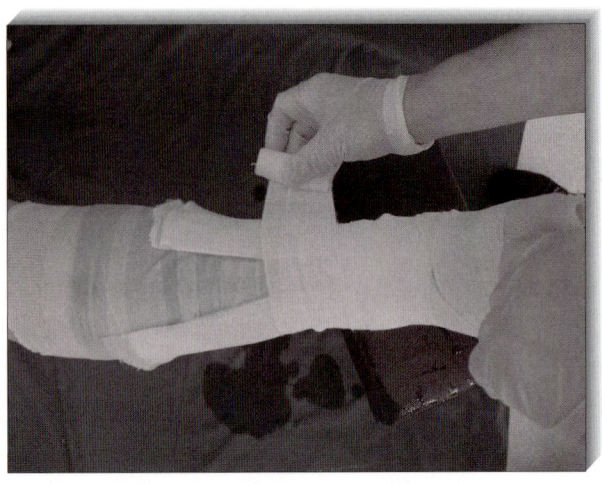

▶② この肢位で仮包帯を巻き，硬化を待つ．

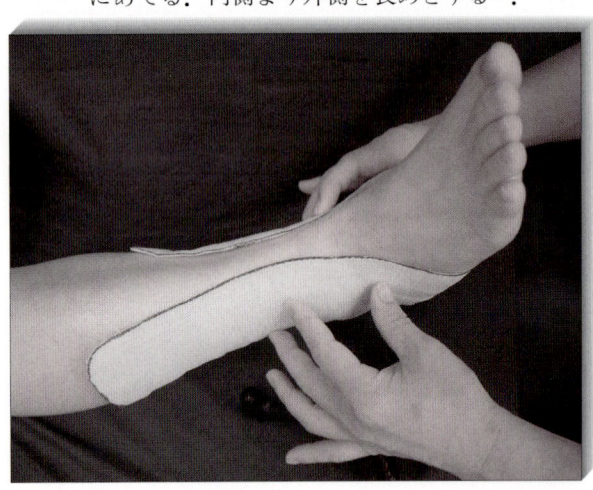

▶③ 硬化後，不必要な部分をカットし，適合性を確認する．

---

**メモ1**　足関節の外反を誘導するため，PC-Hは必ず内側から外側に引くようにしてあてる（矢印）．

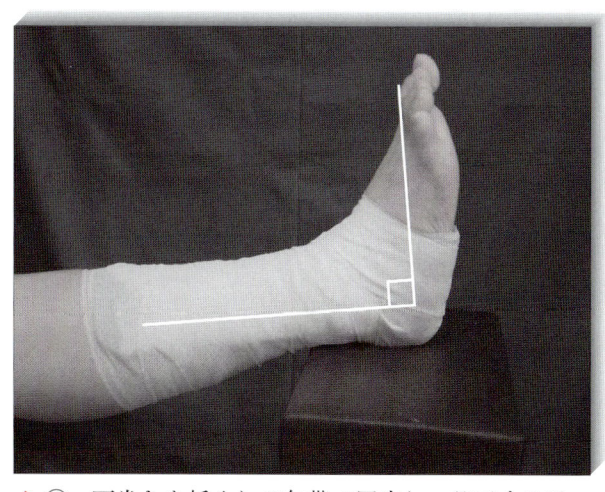

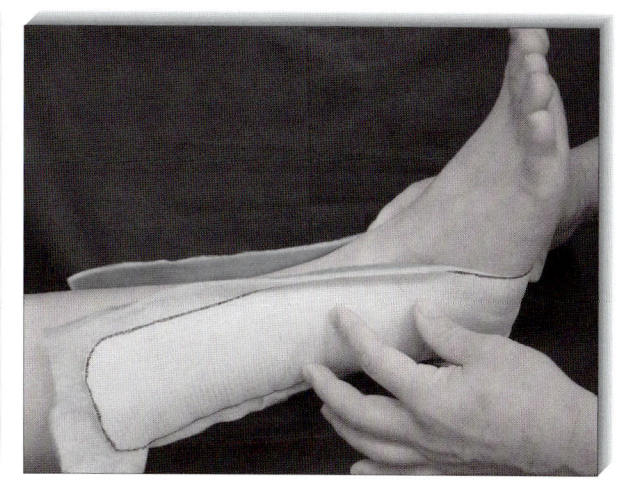

▶④　下巻きを挿入して包帯で固定し，終了する*2．

> **メモ 2**　損傷の治癒経過とともに，U字型スプリントの内側部分をカットし，足底から外側にかけての固定に切り換える．さらに，足底部分をカットして外果下端から下腿の外側のみを包帯で固定する．このように，病態の変化に応じて固定範囲と固定強度を変えることで適切な治療効果が期待でき，結果として，関節の拘縮や筋萎縮を少なくできる．常に病態を把握する能力を身につけなければならない．

## IX. 足関節　Gip, PC-H, Poly C

### スプリント　後面スプリント（靴ベラ型）
### 足関節靱帯損傷，捻挫など

本法は靴ベラ型であり，操作上のポイントは足関節を90°位，内・外反中間位とすることである．この点を満たさない固定は多くの場合，足関節の不安定を招きやすい．筆者の調査では，上記の条件を満足すれば，足関節の底屈，内反，外反制動は最も優れている．

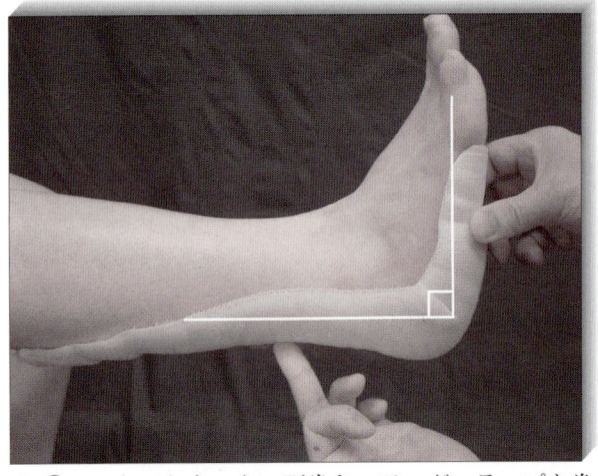

**PC-H 使用例**

▶① ストッキネット，下巻き，アンダーラップを巻く．足関節90°位で3〜4回折り返したPC-HをMP関節から下腿中央まであて，包帯で仮固定する*．硬化後，不必要な部分をカットし足部の適合性を確認する．

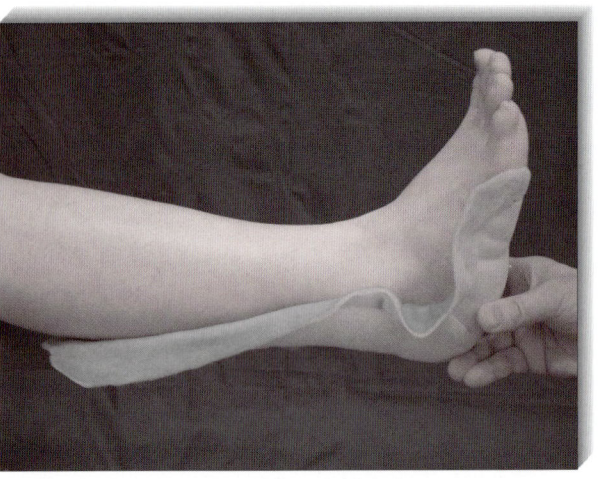

▶② 足底には十分に下巻きを挿入する．

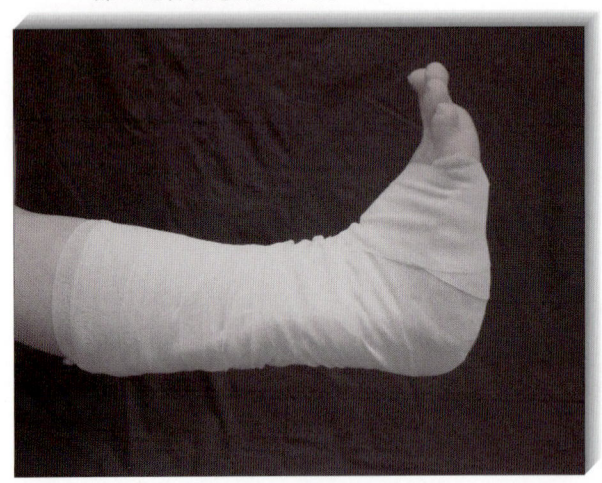

▶③ 新しい包帯を巻いて固定を終える．

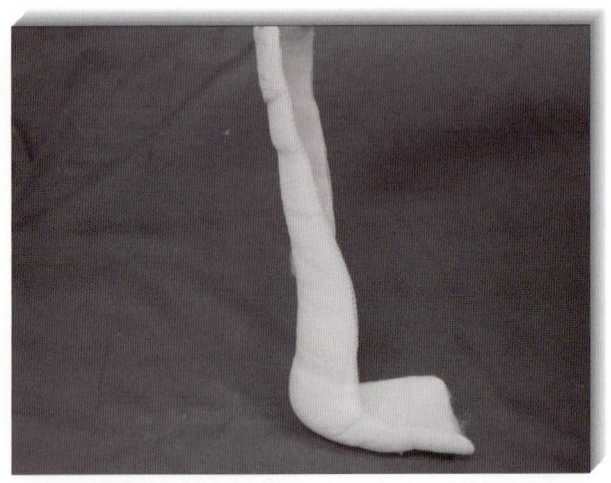

▶④ 患部から除去したモデルを示す．

**メモ**　固定時，足関節90°位（ライン参照），足部内・外反中間位に留意する．

## IX. 足関節　PC-H, Poly C

### スプリント　スパイラルスプリント
### 足関節靱帯損傷，捻挫

　本法はスパイラル型で，固定条件は前述の足関節の固定とほぼ同じである．筆者の調査では，内反制動のみに有効であり，底屈に対しては完全な制動を得られていない．

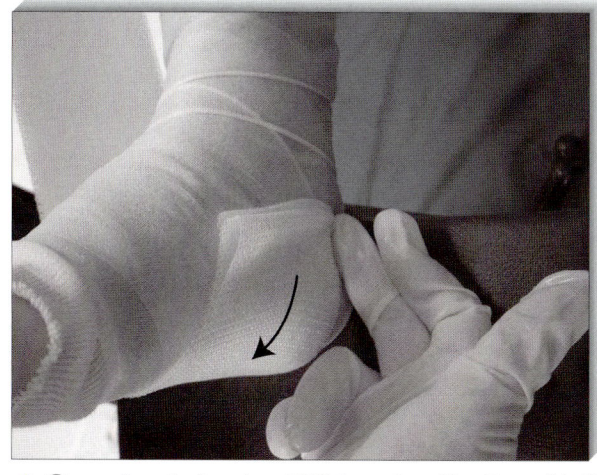

**PC-H 使用例**

▶① ストッキネット，下巻き，アンダーラップを巻き，足関節90°位でPC-Hを内果から外側に向けて足底方向に巻く（矢印）．

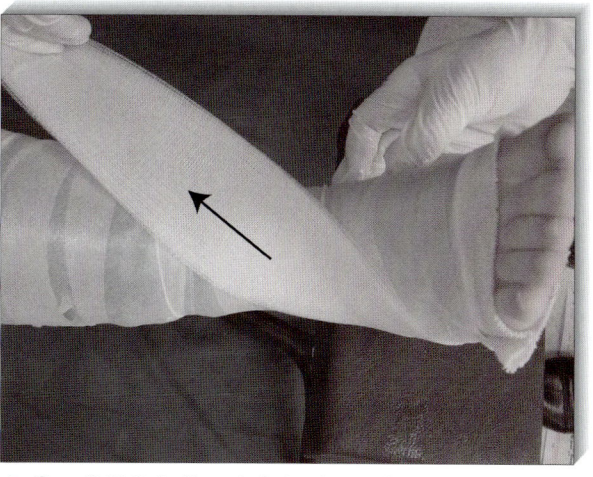

▶② 前距腓靱帯の真上を通るように巻き上げ（矢印），下腿の内側から後面に至る[*1]．

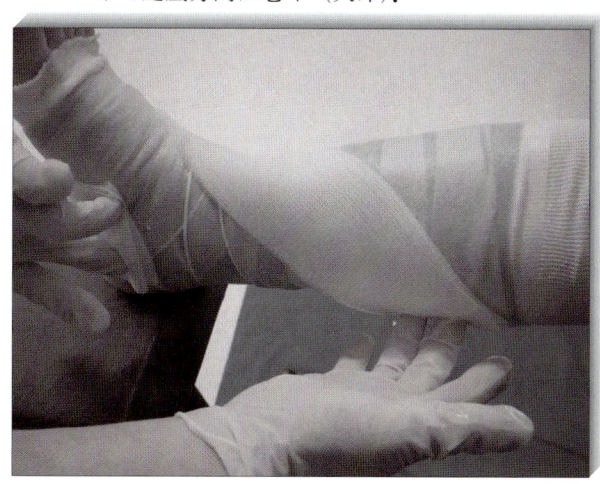

▶③ 以上の固定を下腿内側から観察したものである．

---

**メモ1**　足関節は90°位で，足部の外反が十分に行われていることが重要である．

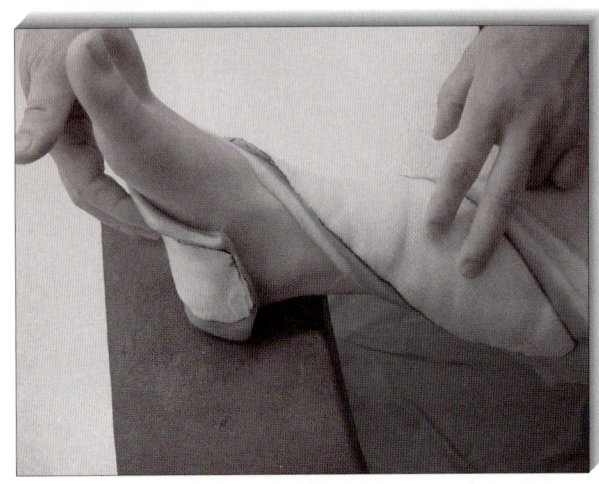

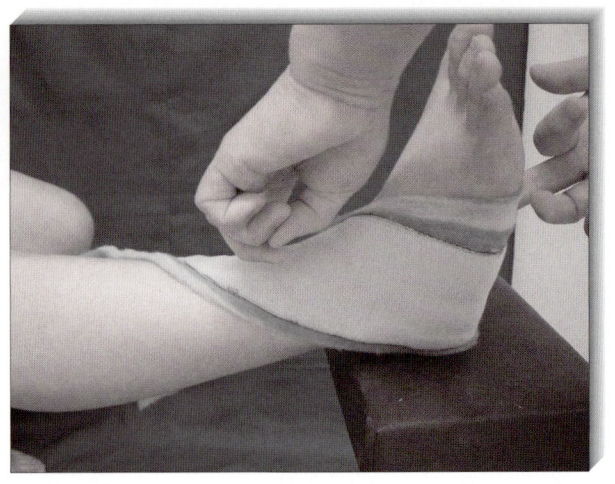

▶④ 仮包帯で固定し，硬化を待つ．硬化後，不必要な部分をカットし，新たな下巻きを挿入して包帯で固定する*2．

> **メモ2** 筆者らの調査から，足関節の固定力は，足関節底屈，内反，外反のすべてにおいて後面スプリント（88頁）が有意に高く，U字型スプリント（86頁）は内反抑制効果のみであった．一方，筋の活動量では後面スプリントは足関節周囲筋の活動を低下させ，萎縮をもたらしやすいと考えられた．固定力の維持と筋萎縮の予防という総合的な観点からU字型スプリントが最も理想的な固定法と考えられた．

## X. 足根骨 Gip, PC-H

### キャスト グラフィン型キャスト
### 踵骨骨折

　グラフィン型キャストは踵骨部開窓キャストともいわれ，前足部での荷重を可能とした固定法である．操作上のポイントは，足底に厚めの下巻きを入れ，荷重時の痛みを減少させることである．踵骨骨折のうち，関節外骨折，転位の少ない症例は保存的療法の適応である．

**PC-H 使用例**

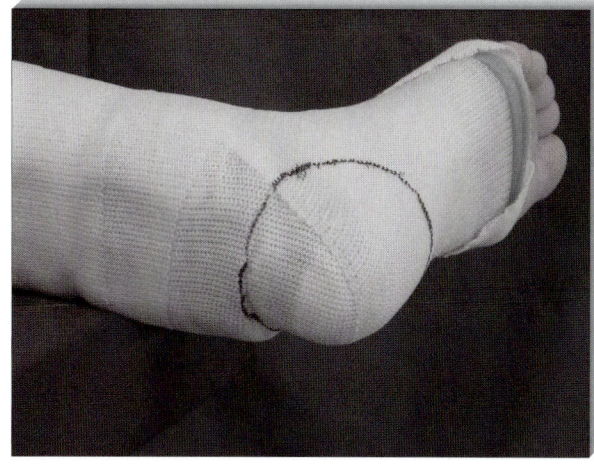

▶① 通常のショートレッグキャスト（short leg cast）を巻き，踵骨部分にラインを入れる*1．

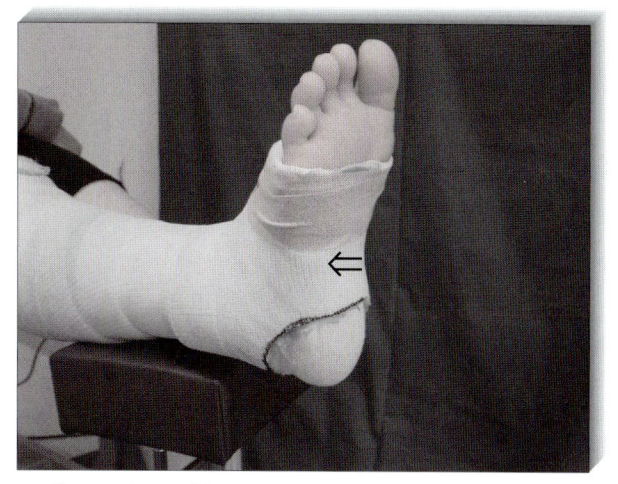

▶② ラインに従って踵骨部分を開窓し，その足底部の足趾側にヒールを取り付けて（矢印），固定を終える*2（写真では省略）．

**メモ1**　特に足底の強度を高めておくことが重要である．

**メモ2**　踵骨の骨萎縮はきわめて早く，部分荷重を行うことでその萎縮を遅らせることを目的とする．

## XI. 中足骨～足指，足底　PC-H, Poly C

### スプリント　足底板
### 中足骨不全骨折，趾骨骨折，足底腱膜炎

足底板でありながら足部の転位の少ない骨折に十分対応できる方法である．固定直後から，部分荷重～全荷重が可能となり，筋萎縮を最小限に抑えることができる．

#### Poly C 使用例

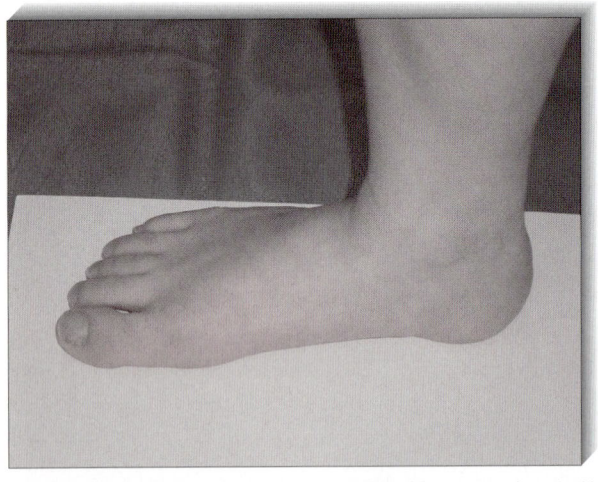

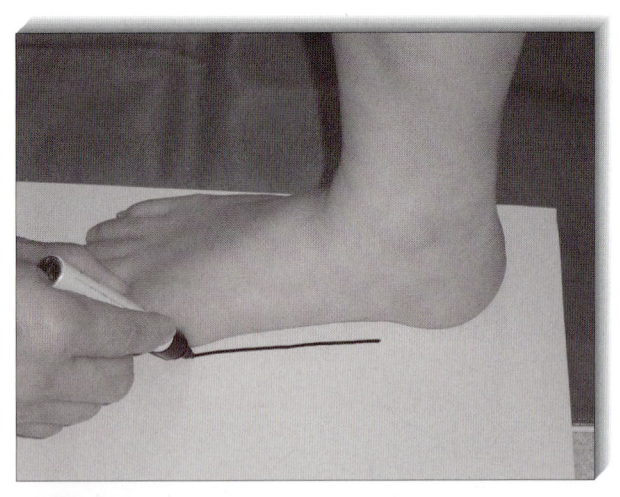

▶① Poly C 上に足をおき，足底に沿ってラインを引いて型をとる．

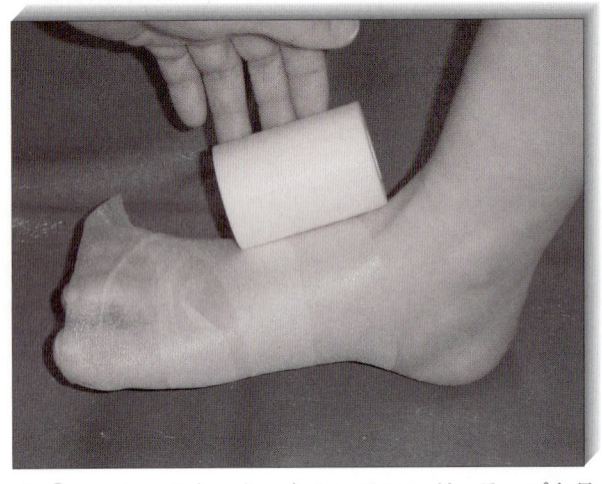

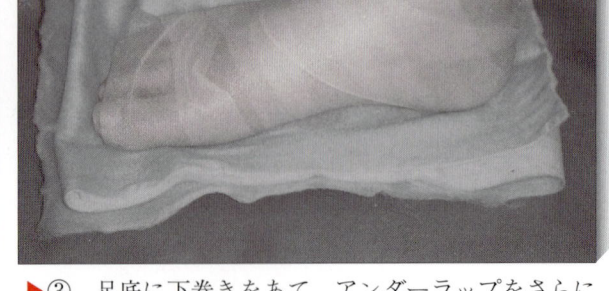

▶② ストッキネット，あるいはアンダーラップを足全体に巻く*1．

▶③ 足底に下巻きをあて，アンダーラップをさらに巻く．

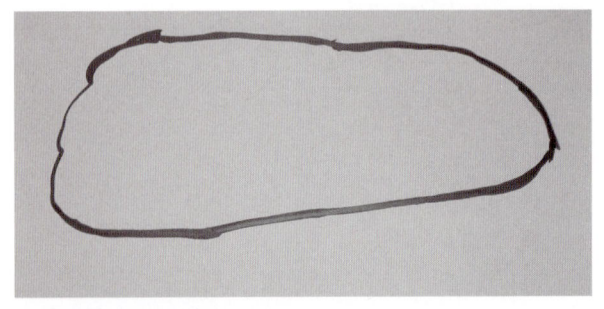

▶ 型取った足底のライン．

---

**メモ1**　下巻きを取り外しやすくするため．

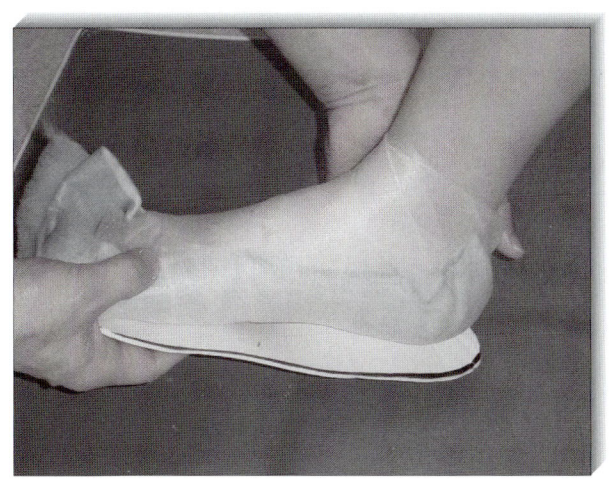

▶④ 型取ったPoly Cをヒートパン内で軟化させた後、足底にあてる．

▶⑤ 包帯を足全体に巻いて仮止めし、直後に荷重する．その状態でPoly Cの硬化をまつ*2．

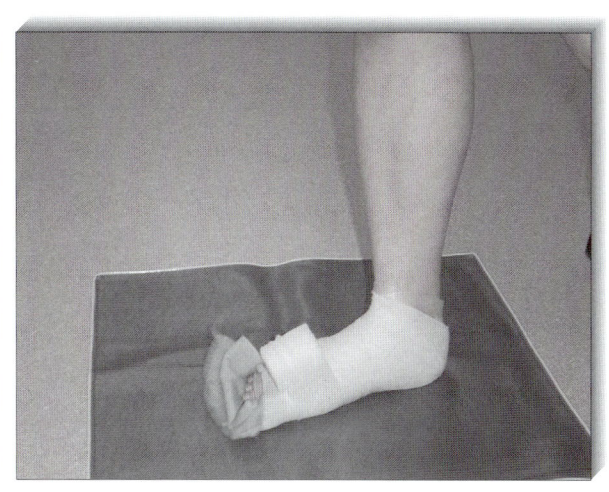

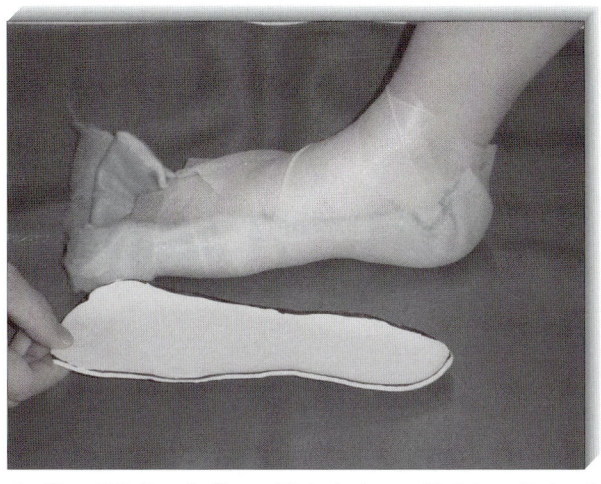

▶⑥ 硬化後、包帯、下巻きをすべて除去し、Poly Cをはずしてトリミングする*3．

▶⑦ 再度、新しい下巻きを足底板の中に敷く．

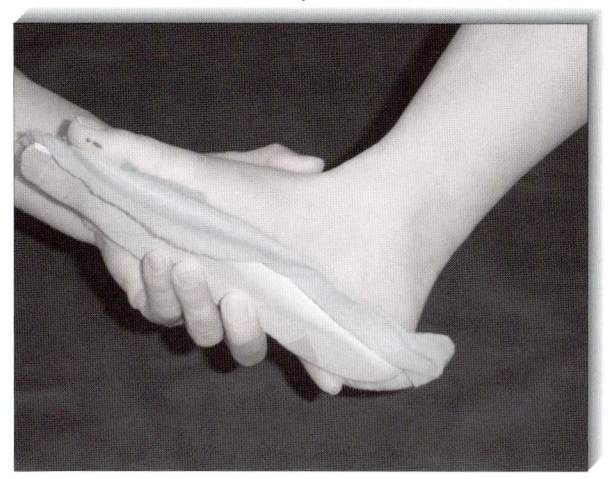

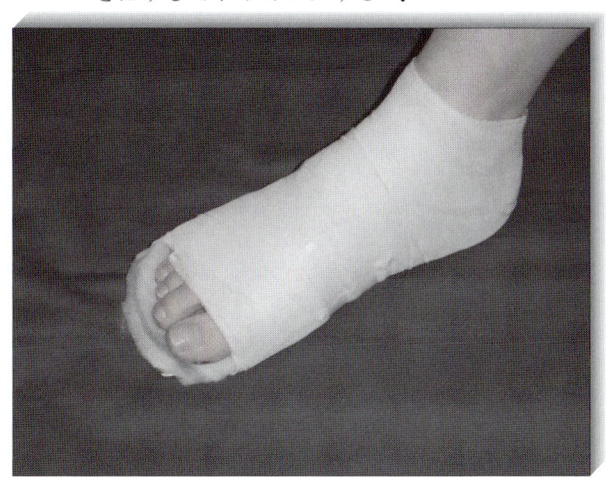

▶⑧ 包帯を巻いて固定を終える．

　多くは固定後、部分荷重が可能となり、場合によっては早期の杖歩行を指導する．下巻きは2〜3日に一度取り替えると衛生的である．足底板は2〜3週間後に仮骨の形成を考慮した上で、MP関節より遠位部分を除去し足指を自由にすることで、積極的な歩行を指導する．

**メモ2** Poly Cが硬化する前に荷重し、足底に最も適合したアーチを構築するのがポイント．
**メモ3** 荷重時に痛みが出ていないことを確認する．

## XI. 中足骨〜足指，足底　PC-H, Poly C

### スプリント　母趾用スプリント
### 外反母趾

外反母趾の基本的要因として，アーチの扁平化，中足骨内反，踵骨の外反が潜在している．したがって，本来は足底全体へのアプローチが求められる．本法は痛み，炎症に対する応急的対応の一つと考えるのが望ましい．

**Poly C 使用例**

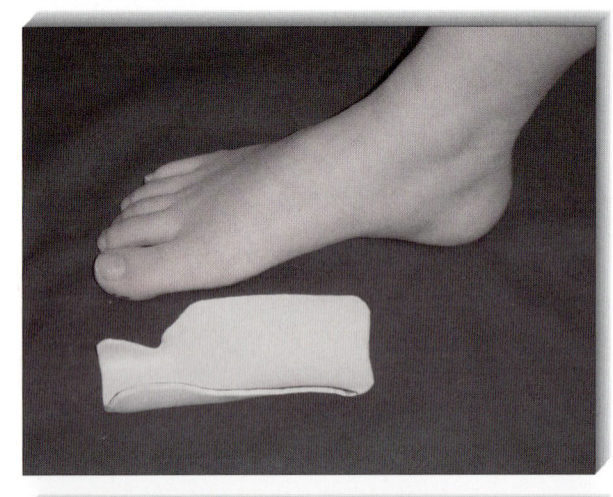

▶① Poly C は前もってトレースし，図のようにカットして十分に適合するように工夫する．母指外反角は5°程度とする．

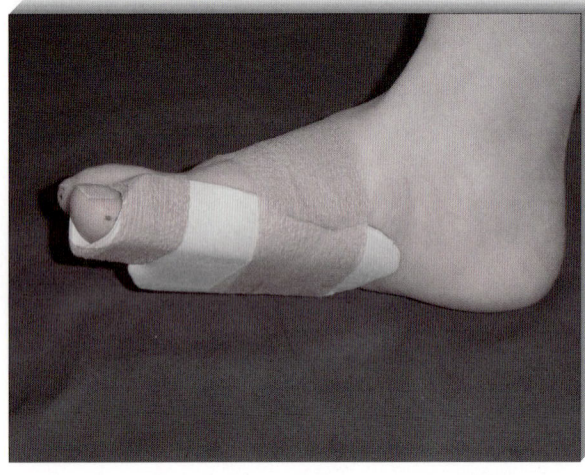

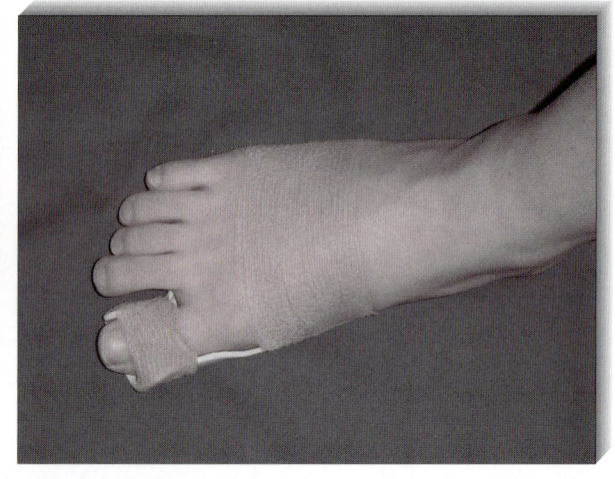

▶② Poly C を湯の中で軟化させた後，母指にあてて包帯固定し荷重して硬化を待つ．硬化後，ストッキネット，あるいは下巻きを敷いて，包帯，または COBAN で固定する*．

**メモ**　Poly C は凹型として母指の内・外側を包むようにするが，第1，2指間部で皮膚を圧迫しないように製作することが重要である．

# 第三部　ソフトキャストの応用例

　日常，軽度の外傷，スポーツ傷害等の治療を行う場合，できるだけ固定範囲や固定強度を選択できる材料と方法が求められていた．その目的に沿う固定法として，ソフトキャスト（PC-S，3M社）の応用が考えられる．この材質は柔軟性があり，ハサミでのトリミングが容易で肌ざわりがよいという利点があり，今後，いかに工夫を加えながら応用していくかが臨床上のポイントと考えている．

### ●用　　途●

(1)　軽度の捻挫（1度，場合によっては2度の捻挫）
(2)　強度の固定を必要としないが，スポーツ時に関節の安定性を要求される場合
(3)　高齢者で歩行に不安定を訴えるケース
(4)　固定により，一定角度以上の運動を制限する目的の場合
(5)　取り敢えず，固定により安心が得られる場合
(6)　手のスプリントしての応用
などが挙げられる．

以下にわれわれが考案した例をいくつか紹介する．

| ソフトキャスト | 狭窄性腱鞘炎(ドゥケルバン：de Quervain)<br>母指 MP・CM 関節靱帯損傷(1) |

狭窄性腱鞘炎は伸筋腱腱鞘の第1区画（長母指外転筋，短母指伸筋）の疼痛，腫脹，圧痛を主訴とする疾患である．強固な固定の必要はないが，上記筋群に抑制を加える目的で使用される．

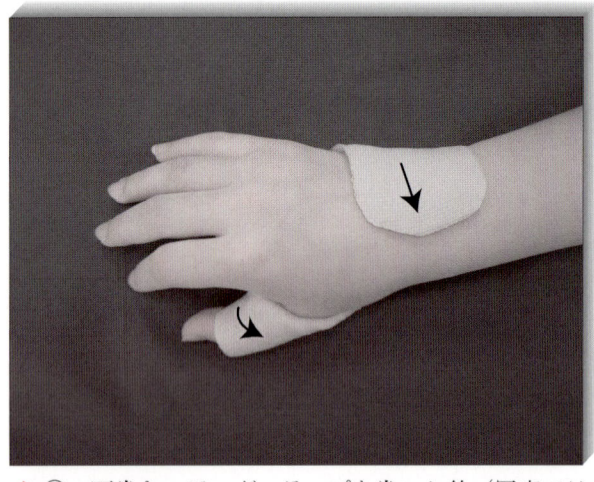

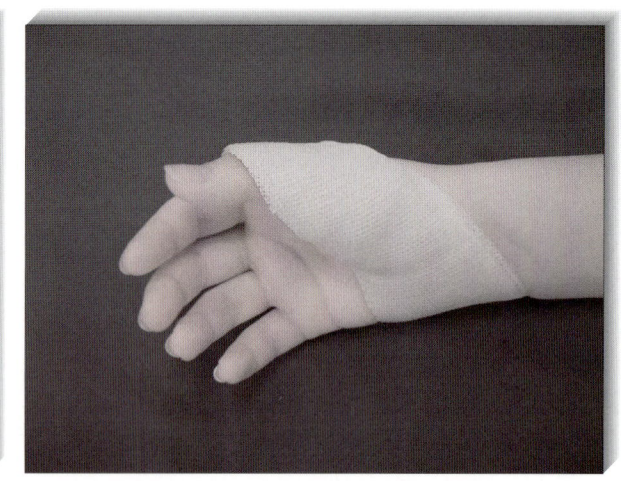

▶① 下巻き，アンダーラップを巻いた後（写真では省略），5 cm 幅の PC-S を母指の尺側から指背，手掌，手背に至る方向にらせん状に巻く（矢印）[*1]．

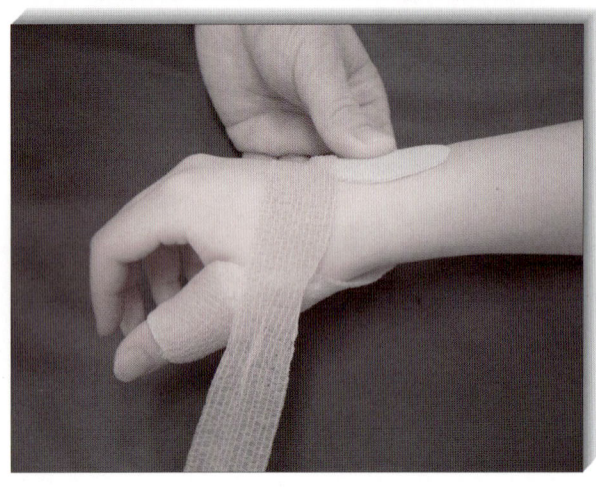

▶② 弾性包帯，あるいは COBAN を用いて母指から手関節を固定する．

---

メモ1　狭窄性腱鞘炎の場合，IP 関節の固定は行わず，MP・CM 関節の伸展を抑制する．また，手関節の背屈はできるだけ自由とする．

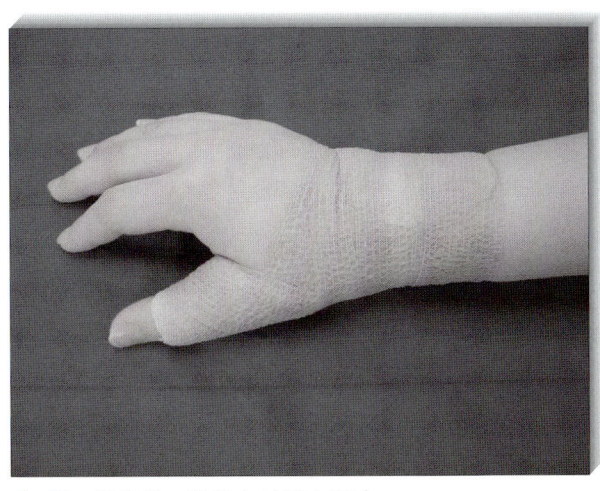

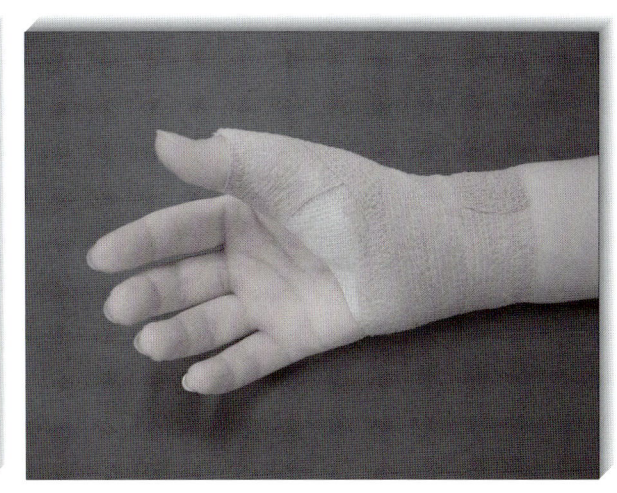

▶③ 固定後の肢位と外観を示す．

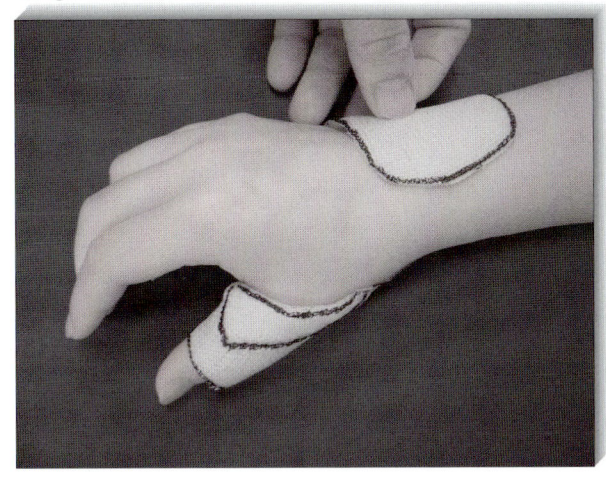

▶④ 患部から除去したモデルを示す[*2]．

　狭窄性腱鞘炎で来院される人は，母指が使用できなくなることを極端に嫌う傾向がある．本法は，母指の外転とMP関節の伸展を抑制しながらも就業を可能にする方法として推奨される．

---

**メモ2**　母指尺側の一部を折り曲げ，適合性と強度を高める．

| ソフトキャスト | 狭窄性腱鞘炎　母指 MP・CM 関節靱帯損傷(2) |

本法は前述のらせん状の固定法（96 頁）と多少異なり，手関節の背屈に対しても制限を加えたものである．より重度の症例や安静の得られにくい場合に適する．

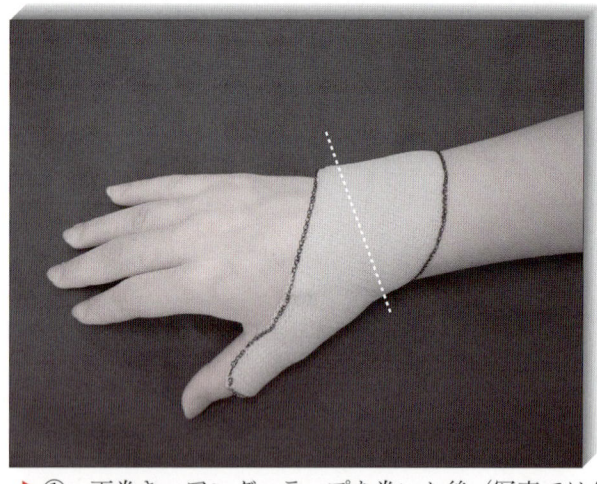

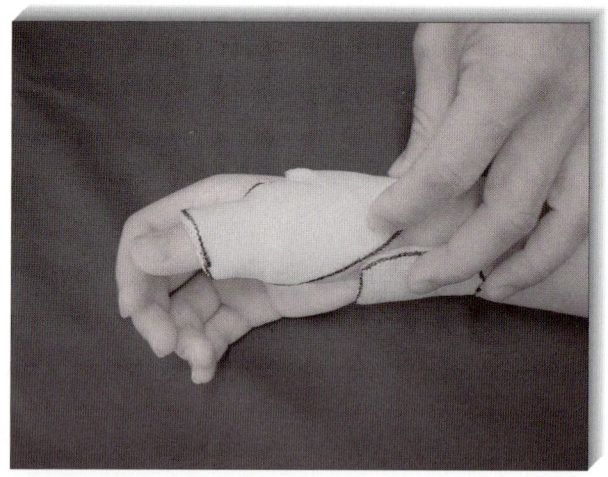

▶① 下巻き，アンダーラップを巻いた後（写真では省略），5 cm 幅の PC-S を母指の橈側から手背，手掌に至る方向にらせん状に巻く＊．点線は手関節の位置を示す．

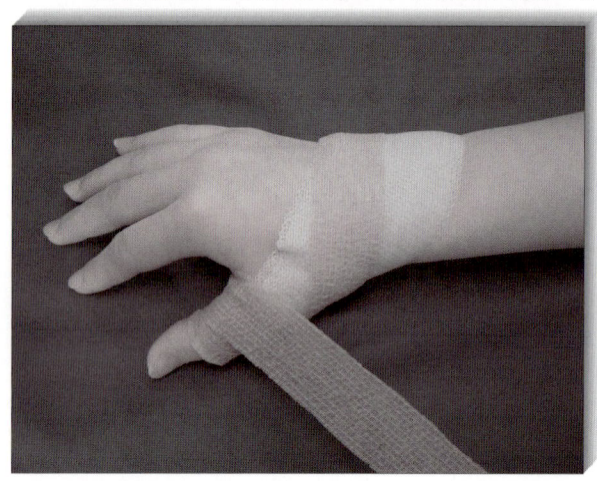

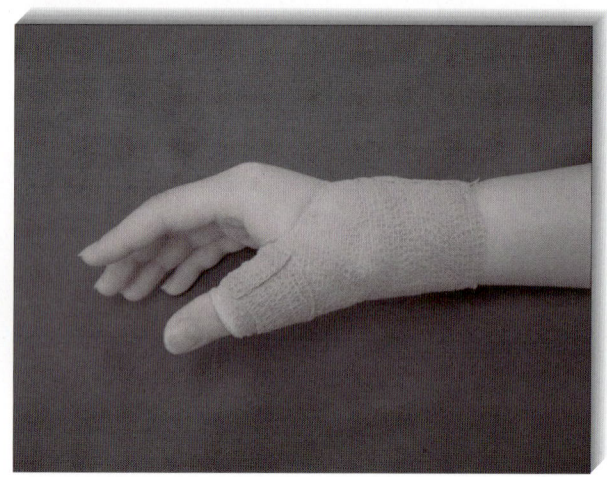

▶② 弾性包帯，あるいは COBAN を用いて母指から手関節を固定する．

> **メモ**　狭窄性腱鞘炎の場合，IP 関節の固定は行わず，MP・CM 関節の伸展を抑制する．本法は，痛みを強く訴えている場合などで，手関節の背・掌屈を同時に抑制したいケースに有用である．前述の固定法（96 頁）との違いは，本法が母指 IP 関節の屈曲を可能としながらも手関節の固定強度を高めた点にある．症状に応じて使い分けるとよい．

## ソフトキャスト PIP，DIP，MP 関節捻挫

　　各指の関節捻挫の固定に適しており，1指，2指，あるいは3指をまとめて固定することも可能である．損傷の程度によって，長さ，大きさ（固定範囲）を変えることである．

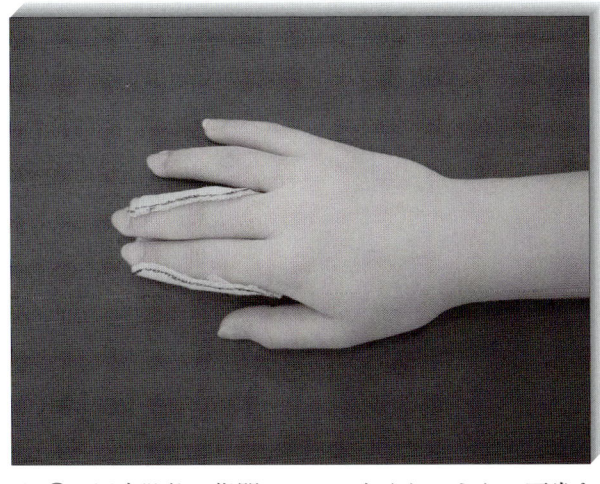

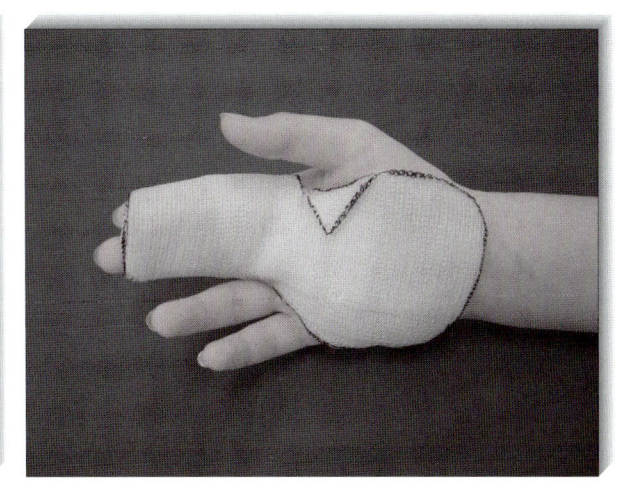

▶① 固定肢位で指間にガーゼを入れ，さらに下巻き，アンダーラップを巻く（写真では省略）．7.5 cm 幅の PC-S の両端に，指に沿うように切れ目を入れ，第2，3指の指先から手掌を PC-S で仮固定する．硬化後，患部の適合性を確認する．

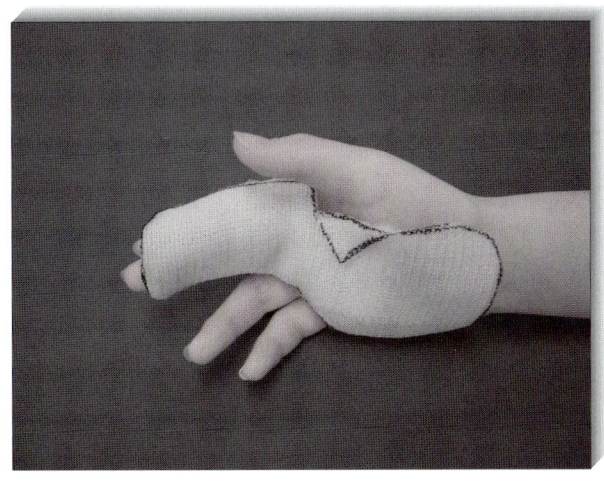

▶② 母指を含む他の3指は自由とする[*1]．

> **メモ1** これらの型取りは固定の目的によって随時工夫することであり，あらかじめ決められたものではない．工夫するには，機能解剖学的知識と損傷のメカニズムを理解していることである．また，必要以外の固定はなるべく避けるようにし，固定以外の指は，自由な運動を妨げられないようにする．

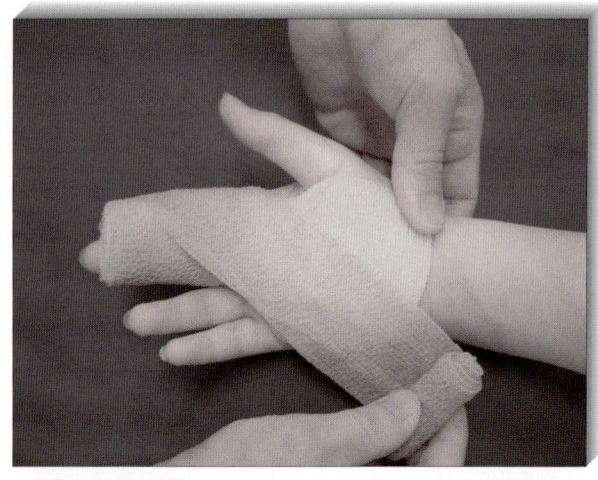

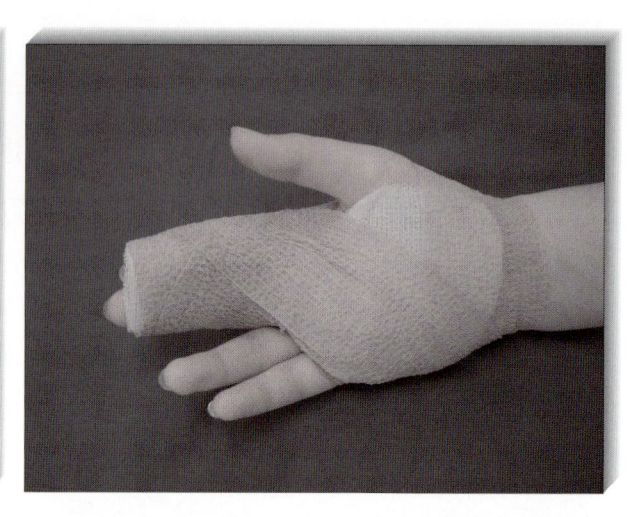

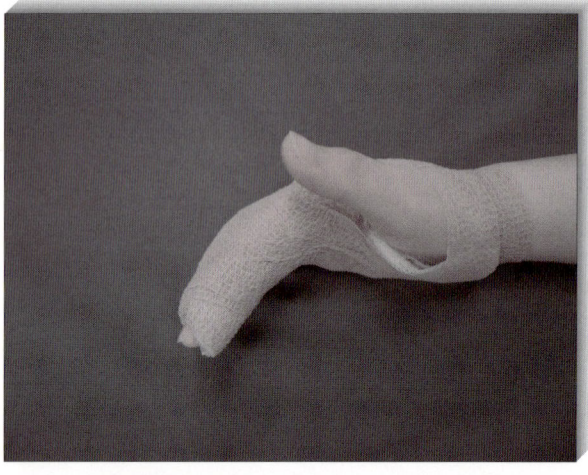

▶③　弾性包帯，あるいは COBAN で固定を行う．

▶④　MP 関節の強固な固定が不必要な場合，PC-S の折り曲げ回数を少なくすることで強度を調節することができる[*2]．

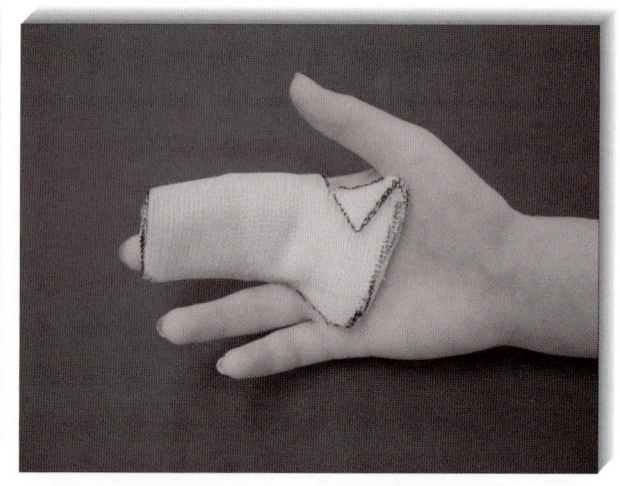

▶⑤　症状の軽快に伴って固定範囲を減らし，手指の拘縮予防を考慮することが必要である．

メモ 2　PC-S の折り曲げ回数や固定範囲を考慮することで，不必要な固定を行わないようにできる．

| ソフトキャスト | 手関節捻挫 |

　手関節の捻挫に対して，受傷初期はPC-Hにて完全固定を行うが，3～4日目からはPC-Sに巻き変え，多少の動きを許す．このように，今後，症状に応じた固定材料の選択を行って，関節拘縮を最小限にすることが専門家に求められてくる．

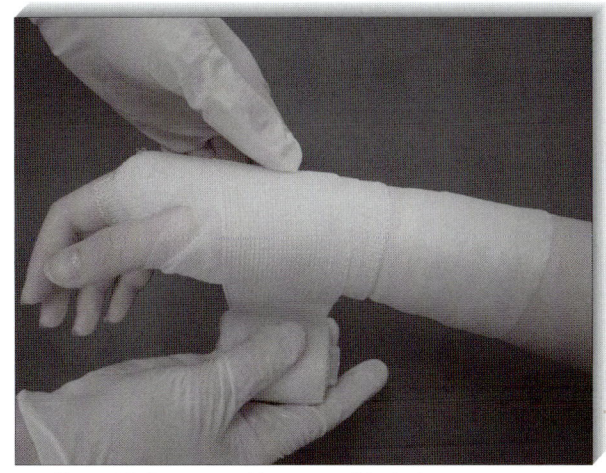

▶① 下巻き，アンダーラップを巻く．

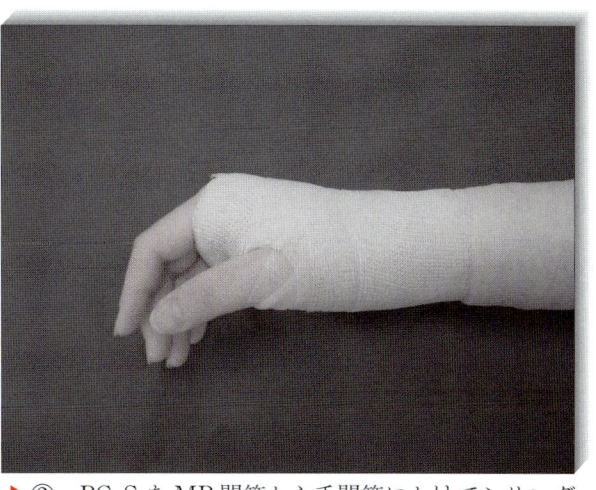

▶② PC-SをMP関節から手関節にかけてシリンダー状に巻き，包帯で仮固定して硬化を待つ．

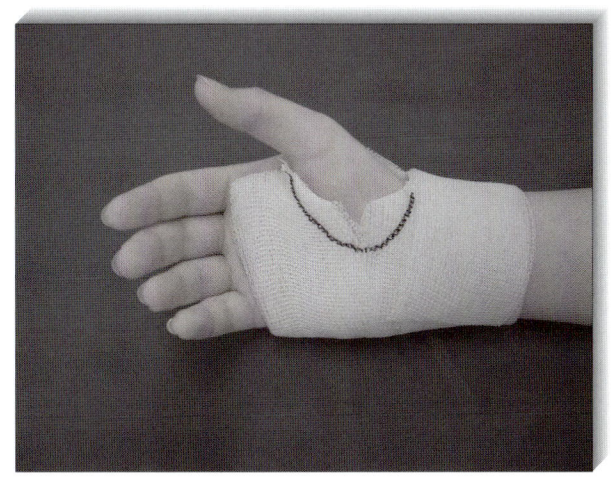

▶③ 硬化後，包帯を除去しラインをいれてPC-Sをカットする*．

▶④ 患部との適合を確認し，母指球を露出する．

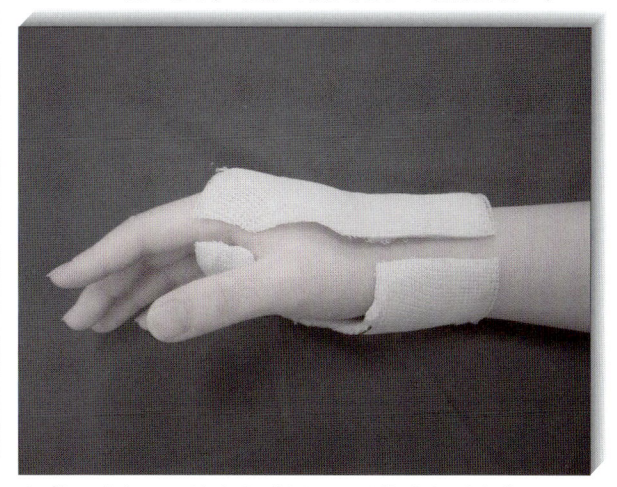

> **メモ**　母指CM関節と，他の指のMP関節を可能なかぎり自由にすることがポイントである．

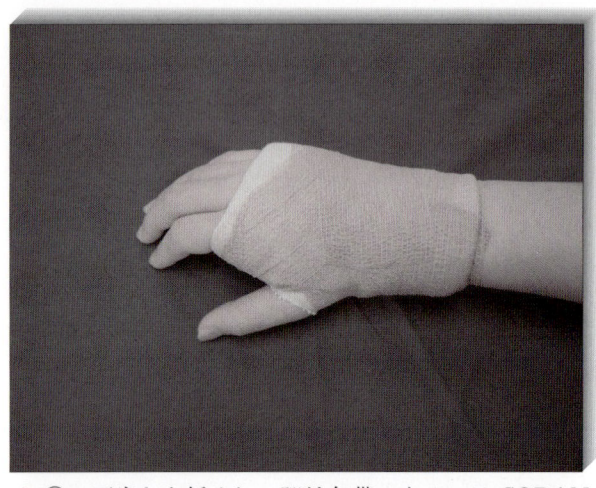

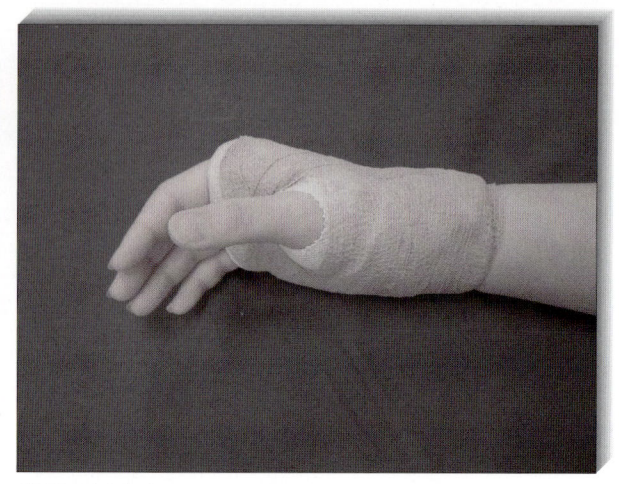

▶⑤ 下巻きを挿入し，弾性包帯，あるいは COBAN で患部に固定する．

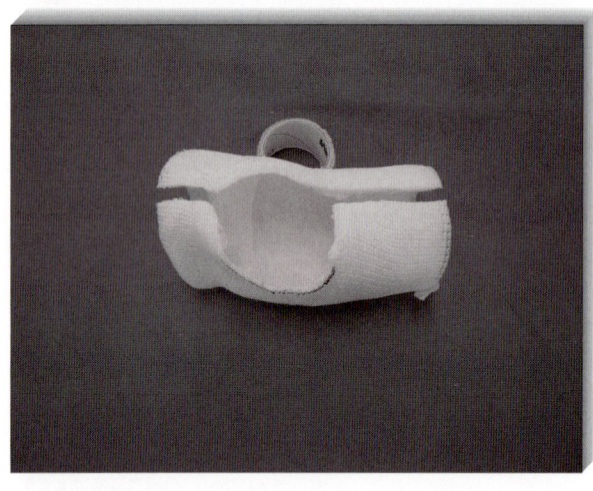

▶ 患部から除去したモデルを示す．

## ソフトキャスト　テニス肘（外顆炎）

すでにエルボーバンドなどが市販されているが，その効果には疑問が多い．本法では，手関節の背屈に一定の制限を加えながら，スプリントの近位側内面のパッドによって短橈側手根伸筋上に圧迫を加えることが可能である．

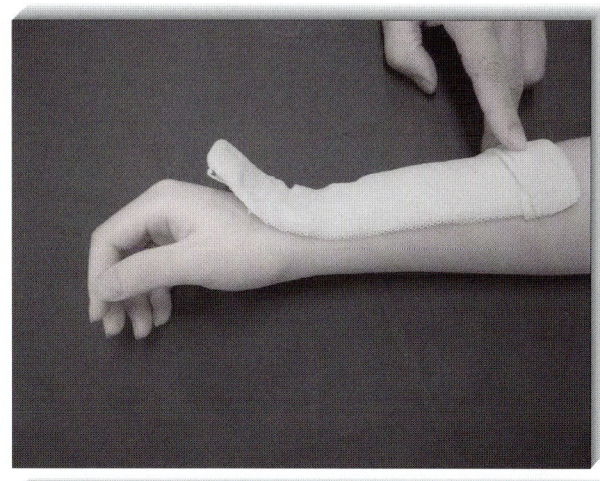

▶① 固定肢位（可能な限り，手関節背屈位とする）で下巻き，アンダーラップを巻く（写真では省略）．PC-Sで型をとり，前腕の背側に包帯で仮固定を行う．硬化後，不必要な部分をカットする．

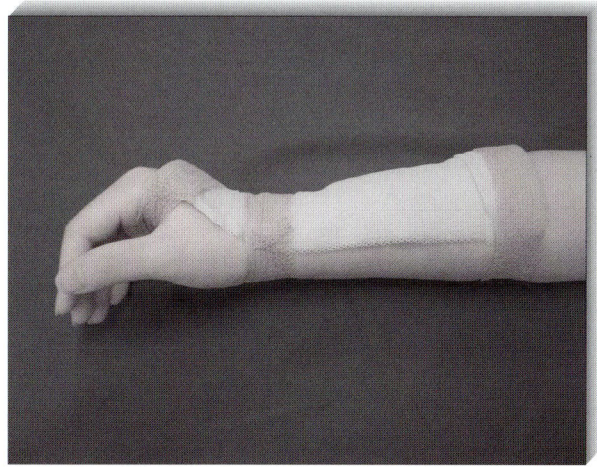

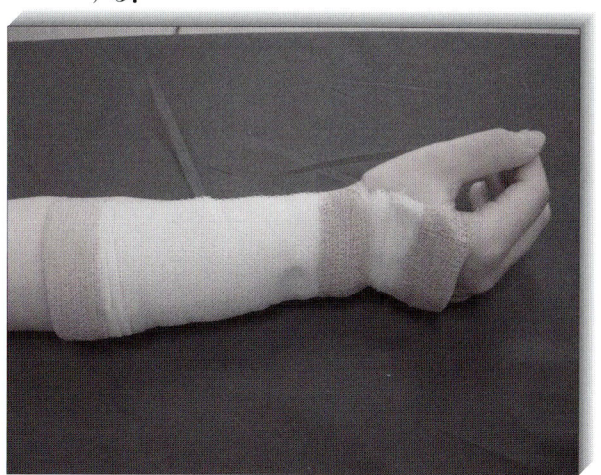

▶② ストッキネット，あるいは下巻きを挿入し，スプリントを前腕の背側にあて，弾性包帯，COBANで固定する[*1]．

> **メモ1**　手関節を背屈位で固定する理由は，手関節伸筋群（主に短橈側手根伸筋等）を弛緩させると同時に，手関節の掌屈後にPC-Sの弾性を利用して背屈への動きを誘導することにある．これはPC-Sの材質の特性を応用したものである．強度を調整するポイントとして，PC-Sの折り返しを三重，四重に増加することでその弾性は高まり，手関節背屈が容易となる．PC-Sの近位端内側面にパッドを挿入するとエルボーバンドとしての効果も期待できる．

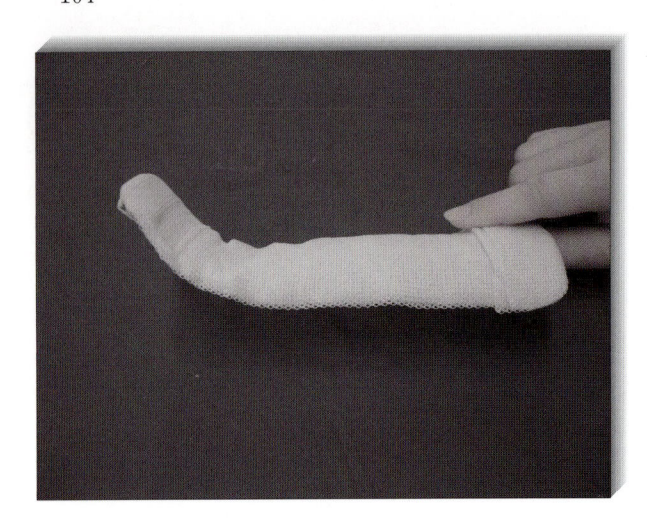

▶ 患部からPC-Sを除去したもので，手関節の背屈角を示す．PC-Sの内面の両端にパッドを挿入するとより効果的なものになる[*2]．

> **メモ2** PC-S内面の手背部分（遠位）と外顆下方の短橈側手根伸筋部分（近位）にパッドを挿入すると，手関節の背屈時にパッドが近位部分（短橈側手根伸筋上）を圧迫するため，より効果的となる．

## ソフトキャスト　足関節捻挫（軽度の場合）

　足関節の軽度の捻挫がありながらスポーツに参加したい場合，本法は極めて有効な固定法となる．運動靴の中に入れ込むことも可能であり，その用途は広いといえる．

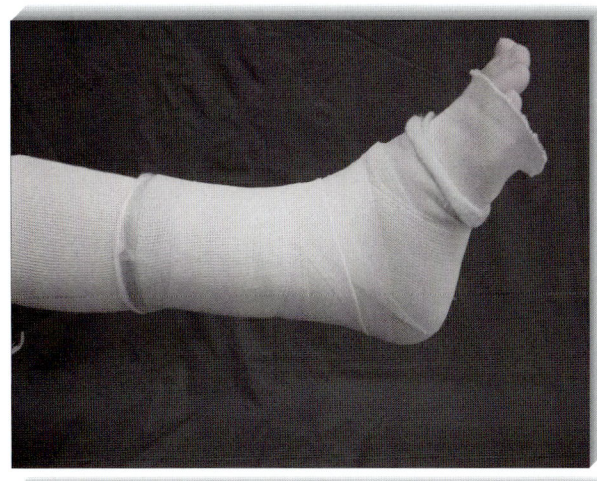

▶① ストッキネット，下巻き，アンダーラップを巻き，足関節 90°位，内・外反中間位で PC-S をシリンダー状に巻いて，硬化させる．固定範囲はリスフラン関節から下腿中央とする．

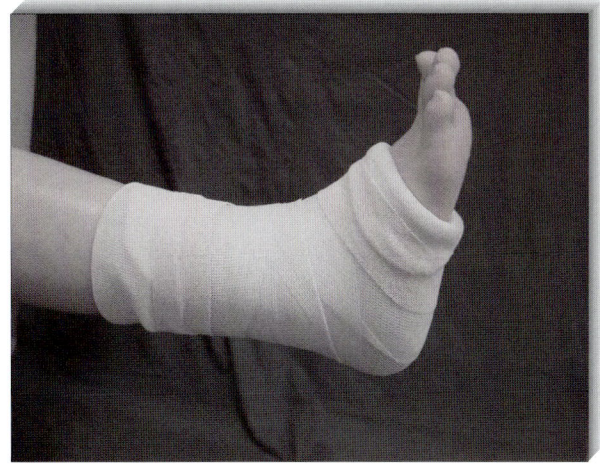

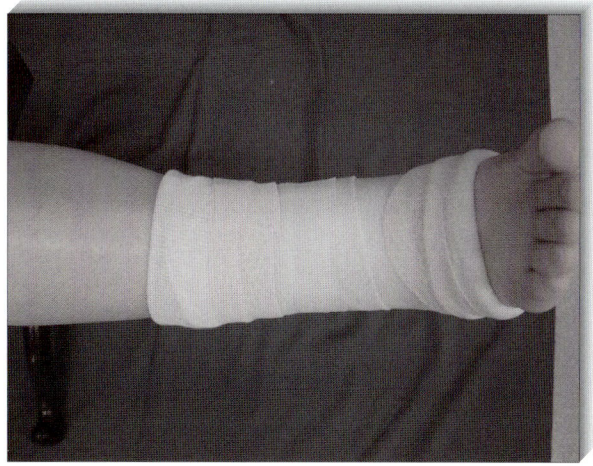

▶② ストッキネットの両端を折り返して固定を終える[*1]．

メモ1　PC-S の特徴は，固定しながら簡単な運動を継続できる点にある．

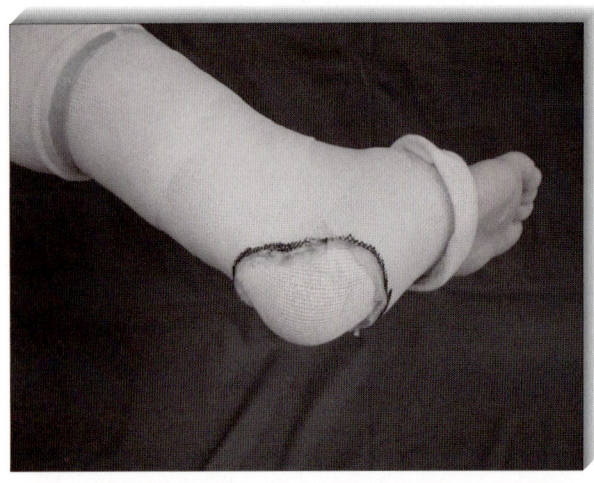

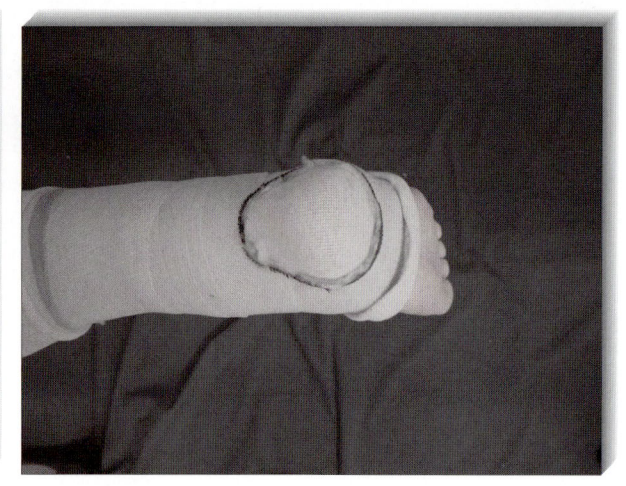

▶③ 踵骨部を開窓し，距骨下関節の動きを妨げないようにする*2.

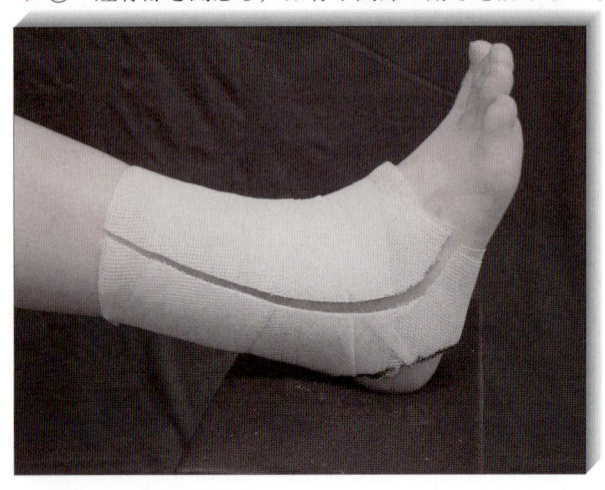

▶④ 早期に PC-S にカットを入れ，随時脱着しながら治療を行うことも可能である*3.

> **メモ 2** 解剖学的には，足関節捻挫時に損傷される前距腓靱帯（軽い場合はほとんどがこの靱帯に限られる）は必ず固定しなければならないが，距骨下関節までは固定の必要がない．したがって，軽度の捻挫では踵骨部を開窓することはまったく問題ないといえる．

> **メモ 3** 荷重時に，カット後面のアキレス腱部に痛みが出ないことを確認する．

## ソフトキャスト　膝蓋骨脱臼，膝蓋大腿関節症

膝蓋骨脱臼は，膝蓋大腿関節の構造上に問題があることが多い．したがって，膝蓋骨の両側から圧迫力が加わるようにすべきである．

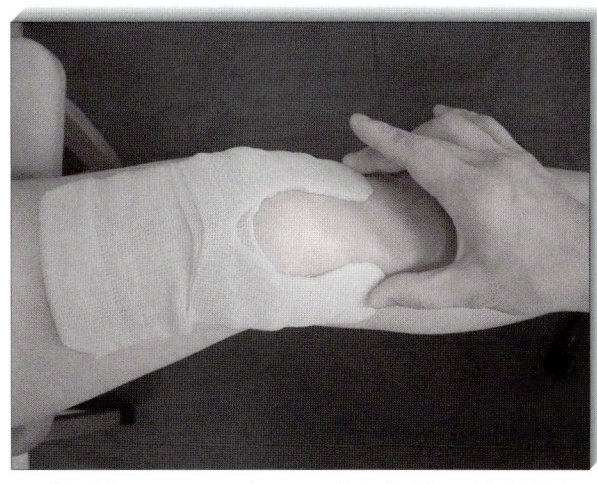

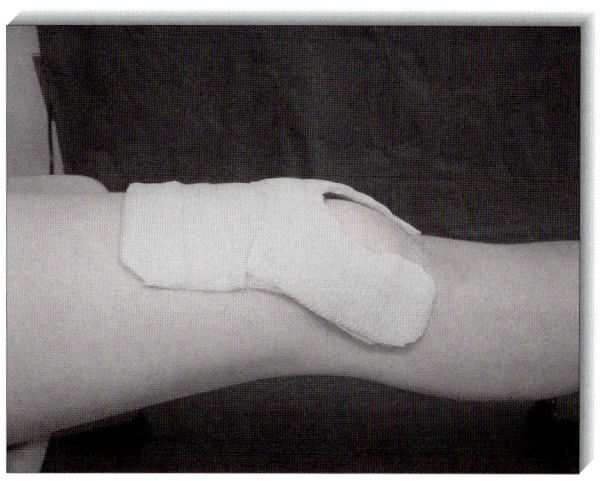

▶① 長めのPC-S（3～4回折り曲げ）の膝蓋骨端をさらに反転して，膝蓋骨周囲の固定強度を高めておく．最終的なPC-Sの長さは，大腿中央から脛骨粗面の高さまでである．ストッキネット，下巻きを巻いた後（省略），膝蓋骨の遠位から中央に縦方向の割を入れる．PC-Sを膝関節軽度屈曲位で膝蓋骨に沿ってカットし，包帯で仮固定する．硬化後，不必要な部分（特に，膝蓋骨の丸み部分）を十分にカットし，患部との適合性を確認する*．ストッキネット上で作製したスプリントをあて，包帯を巻いて固定する．

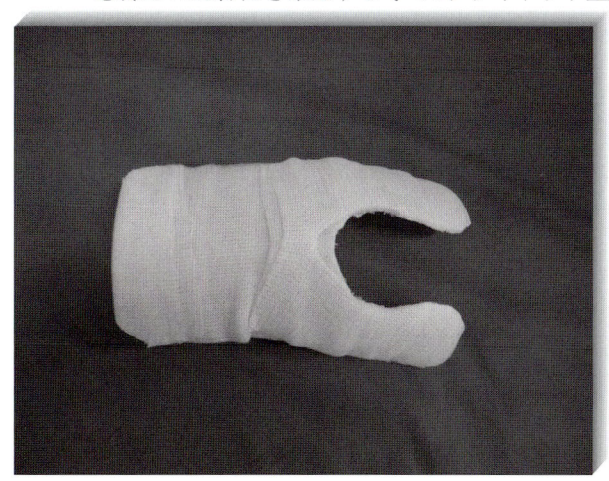

▶② 除去後のモデルを示す．

**メモ**　本固定法は，膝蓋骨の外方移動を抑制すると同時に，歩行時の膝関節屈伸運動を可能とする．

## ソフトキャスト　膝関節内側・外側側副靱帯損傷

軽度の膝関節捻挫に対して，内・外側からサンドにして固定するものである．PC-Sを使用するため，運動制限は強くなく，損傷治癒後の予防用としても用いることができる．

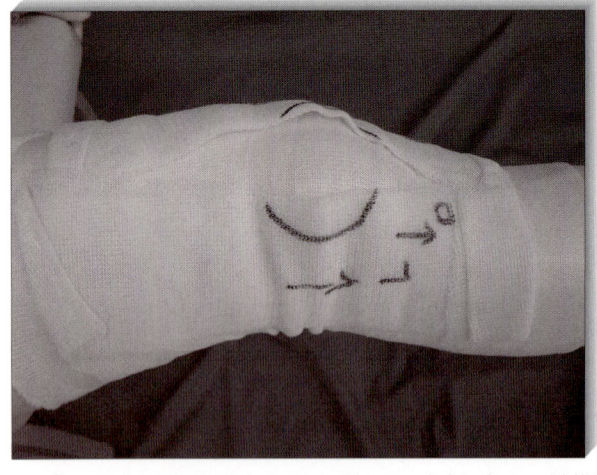

▶① ストッキネット，アンダーラップを巻き，膝関節軽度屈曲位で内・外側に2枚のPC-Sをあて，包帯を巻いて硬化を待つ．

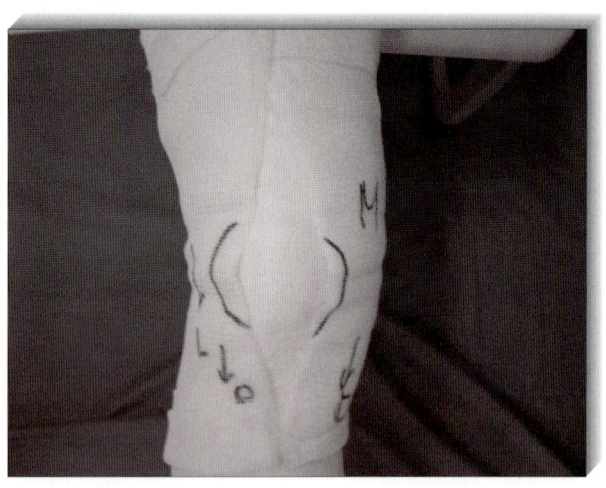

▶② 内・外側のPC-Sを上下の両端で重ねるかどうかで固定強度が異なるが，その判断は症状によって考慮する．膝蓋骨部に引いたライン上をカットする．

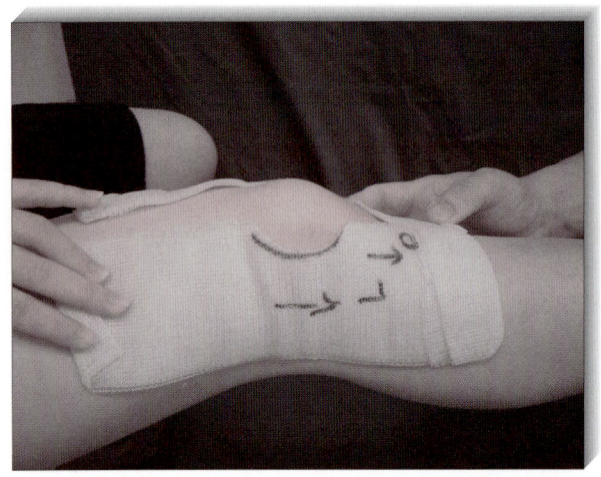

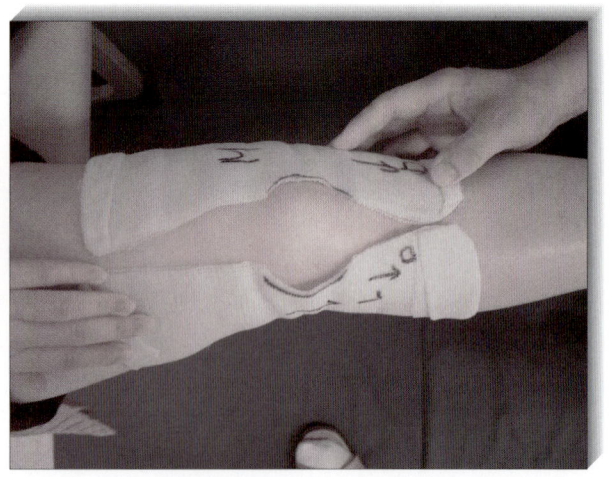

▶③ 硬化後，一旦除去し，不必要な部分をカットする．左右，上下に印をつけておくと便利である．ストッキネット上に両スプリントをあて，弾性包帯で固定する．

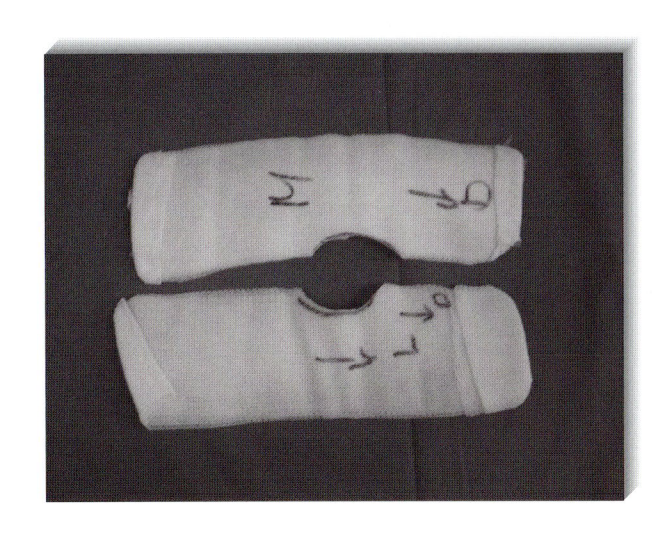

▶ 除去後のモデルを示す．

　シリンダー状に巻いて，硬化後，前方から縦方向に割を入れ，取りはずし用として使用することも可能である．この場合も，膝蓋骨部分を丸くカットする必要がある．

| ソフトキャスト | 腰部捻挫 |

腰部捻挫に対して市販のコルセットを使用する場合が多いが，実際は適合が悪い，窮屈な感じ，動きにくいなどの理由から，敬遠されるケースが少なくない．近年，強度の固定は治癒を遅らせ，必ずしもよい結果が得られないとの報告も多い．一方，PC-Sは折り返しを増減することで，固定強度を変え，また固定範囲も自由に設定できるメリットがある．これを弾性包帯内に挿入して固定することで，安定感と支持性が十分得られる．

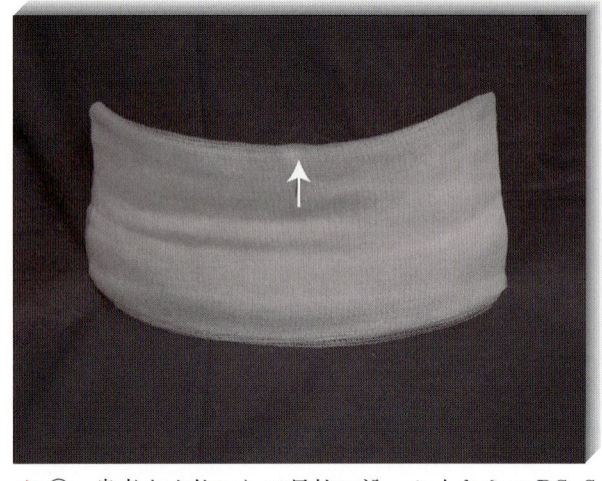

▶① 患者を立位にして目的に沿った大きさのPC-Sを後方からあて，包帯を巻いて硬化するのを待つ．硬化後，四隅をカットし，適合性を確認する（矢印は上下を間違えないための目印としてつけてある）．

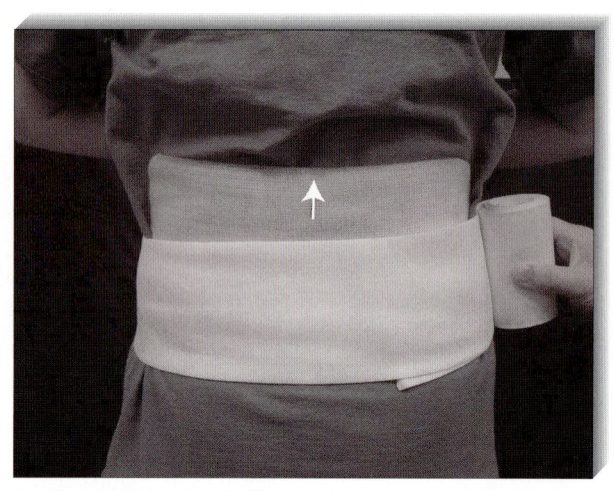

▶② 腰部に弾性包帯を巻くとき，その間にPC-Sを挿入する．

## ソフトキャスト　胸部挫傷，肋骨骨折

肋骨骨折，肋間神経痛などに対して，痛みの部位にPC-Sをあてることで適度の固定力が生じ，安心感が得られる．

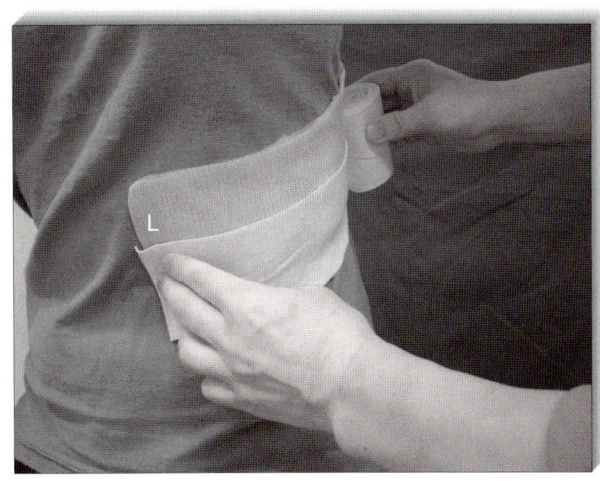

▶① 下巻き，アンダーラップを巻いた後，目的に沿った大きさのPC-Sをあて，硬化するのを待つ．硬化後，四隅をカットして，適合部位を確認する．Lは外側にあてるための目印としてつけてある．

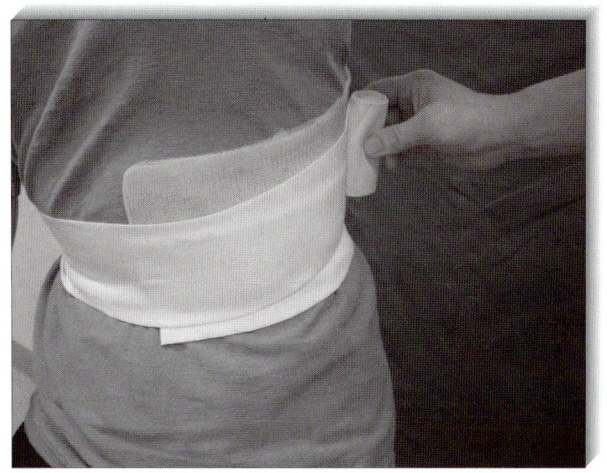

▶② 胸部を包帯で止めるときに，PC-Sを挿入して巻く．

# 索　引

## 欧文

CM 外転位固定 …………………38,40,42
CM 関節捻挫 ………………………32
COBAN ………………………………4,23
DIP 伸展位固定 ……………………43,45
Extension block ……………………48
finger traction ………………………57
Jahss-90-90 法 ………………………50
little leaguer's shoulder …………68
MP，PIP，DIP 屈曲位固定 …………46
MP 外転位固定 ……………………30,32
O'Donoghue 分類 …………………38
PIP，DIP，MP 関節捻挫 ……………99
sugar-tong スプリント ……………57
U 字型スプリント …………………86
U-slab ………………………………70

## あ

アーチ …………………………………93
　　——の扁平化 ……………………94
アキレス腱断裂 ……………………82
アルコール清拭 ……………………3
アンダーラップ ……………………14

## い

イントリンシックプラス肢位 ……48

## え

エルボースラブスプリント ………63
エルボーバンド ……………………103

## か

外果 ……………………………………79
外傷性関節炎 ………………………76
回旋運動 ………………………………77
回旋変形 ………………………………46
開窓 …………………………………106
外側スプリント ……………………68,85
外転運動 ………………………………68
外反母趾 ………………………………94
下脛腓関節 …………………………85
鷲足 ……………………………………77
下腿骨骨折 …………………………79
割入れ …………………………………3
果部骨折 ………………………………84
ガラス線維 …………………………7
仮止め ………………………………27
患者指導 ………………………………3

## き

基節骨骨折 …………………………48
機能的スプリント …………………52
機能的装具 …………………………67
ギプス刀 ………………………………9
キャスト ………………………………4
キャスト・パディング・プラス ……4
狭窄性腱鞘炎 ………………………96
胸部挫傷 ……………………………111
距骨下関節 …………………………106
筋萎縮 …………………………………76

## く

靴ベラ型 ………………………………88
グラス・ホールディング・ポジション …………34
グラフィン型キャスト ……………91

## け

血行状態 …………………………20
肩鎖関節脱臼・亜脱臼 …………72
腱板損傷 …………………………68
肩峰下滑液包炎 …………………68

## こ

硬化時間 ……………………………7
後方スプリント …………………61
後面スプリント …………………88
コーレス骨折 ……………………55
骨萎縮 ……………………………91
骨化性筋炎 ………………………61
骨間筋 ……………………………48
骨間膜 ……………………………49
ゴムパッド ………………………78

## さ

鎖骨圧迫用スプリント …………72
鎖骨骨折 …………………………74
サルミエント ……………………67
3点支持の原理 …………………45

## し

指関節捻挫 ………………………46
指骨骨折 …………………………46
趾骨骨折 …………………………92
指伸筋腱断裂 ……………………43
下巻き ……………………………14
膝蓋骨脱臼 ……………………107
膝蓋大腿関節症 ………………107
膝関節捻挫（中等度） …………76
膝関節屈伸運動 ………………107
膝関節固定キャスト ……………76
膝関節内側・外側側副靱帯損傷 …108
自動運動 …………………………76
しびれ感 …………………………20

尺骨神経溝 …………………21,57
シャーレ ……………………………4
舟状骨 ……………………………34
舟状骨結節 ………………………36
舟状骨骨折 ………………………34
手関節伸筋群 …………………103
手関節捻挫 ……………52,53,101
手根管症候群 ……………………52
踵骨骨折 …………………………91
踵骨の外反 ………………………94
踵骨部開窓キャスト ……………91
掌側スプリント …………………53
掌側凸の変形 ……………………46
上方転位 …………………………72
上腕骨遠位端骨折 ………………34
上腕骨外側上顆 …………………59
上腕骨顆上骨折 …………………63
上腕骨外科頸骨折 ……………65,70
上腕骨骨幹部骨折 ……………65,70
上腕骨内側上顆 …………………59
上腕骨不全骨折 …………………67
上腕二頭筋 ………………………59
褥創 ………………………………14
ショートアームキャスト ……34,35
ショートアームスプリント ……36
ショートレッグキャスト ………84
伸筋腱腱鞘の第1区画 …………96
神経障害 …………………………14

## す

水硬化性プラスチック材 …………4
スコッチキャスト …………………4
ストッキネット ……………………4
スパイラルスプリント ………78,89
スプリント …………………………4
スプレッダー ………………………9
スポーツ傷害 ……………………68
スポンジ …………………………44

## せ

石膏ギプス材 …………………………4,7
セミリジッドキャスティング …………………4
全荷重 ……………………………82
前距腓靱帯 ………………………84
前脛腓靱帯損傷 …………………85
尖足位 ……………………………82
前方-後方スプリント ………………70
前腕回内位 ………………………63
前腕骨骨折 ………………………59

## そ

総腓骨神経 ………………………14
足関節周囲骨折 …………………84
足関節周囲の靱帯損傷 …………84
足関節靱帯損傷 …………86,88,89
足関節底屈位固定 ………………82
足底腱膜炎 ………………………92
足底板 ……………………………92
ソフトタイプ ………………………4

## た

対向運動 …………………………48
弾性包帯 …………………………78
短橈側手根伸筋 …………………103
短腓骨筋 …………………………84
短母指伸筋 ………………………96

## ち

肘関節可動キャスト ………………59
肘関節屈曲位スプリント …………63
肘関節脱臼 ………………………63
肘関節捻挫 ………………………61
中手骨頸部骨折 …………………50
中手骨骨幹部骨折 ………………50
中足骨内反 ………………………94
中足骨不全骨折 …………………92

肘頭滑液包炎 ……………………61
虫様筋 ……………………………48
超音波ギプスカッター ……………7,9
長腓骨筋 …………………………84
長母指外転筋 ……………………30,96
枕子 ………………………………74

## つ

杖歩行 ……………………………93

## て

提肘 ………………………………64
テニス肘 …………………………103
電動ギプスカッター ………………7,9

## と

ドゥケルバン ………………………96
等尺性収縮 ………………………76
橈側-尺側スプリント ………………55
トリミング …………………………17

## な

内果 ………………………………79
内側・外側側副靱帯（膝関節）……77
内側・外側側副靱帯損傷 …………77
内側-外側スプリント ………………77,108
内反抑制 …………………………90

## に

入浴 ………………………………3

## ね

熱可塑性プラスチック材 …………4
捻挫（母指）………………………38,40,42
　――（膝関節周囲）………………77
　――（足関節）……………86,88,89

## は

| | |
|---|---|
| ハードタイプ | 4 |
| 背側スプリント | 52 |
| 背側凸の変形 | 46 |
| 麦穂帯 | 68 |
| 剝離骨折 | 43 |
| パッド | 21 |
| パテラセッティング | 80 |
| 半臥位 | 66 |
| 半割包帯 | 4 |
| ハンギング・キャスト | 65 |

## ひ

| | |
|---|---|
| ヒートパン | 24 |
| ヒール | 80 |
| 腓骨骨折 | 85 |
| 腓骨頭 | 77 |
| ピンセット | 24 |

## ふ

| | |
|---|---|
| フィギュア・エイト | 75 |
| ――固定 | 74 |
| フォルクマン拘縮 | 63 |
| 副子 | 4 |
| 部分荷重 | 82 |
| ブライトン | 4,7,24 |
| プラスチックキャスト | 4 |
| プラスランギプス | 4 |

## へ

| | |
|---|---|
| ベクトル | 66 |
| ベネット骨折 | 30,32 |
| ベルクロ | 54 |
| 変形治癒 | 74 |

## ほ

| | |
|---|---|
| 包帯 | 4 |
| 補強用シーネ | 22 |
| 補高 | 83 |
| 母趾用スプリント | 94 |
| 保存療法 | 74 |
| ボタンホール様の肢位 | 45 |
| ポリウレタン樹脂 | 7 |
| ポリエステル線維 | 7 |
| ポリキャスト | 4,7,28 |

## ま

| | |
|---|---|
| マレットフィンガー | 43,45 |

## め

| | |
|---|---|
| 綿包帯 | 4 |

## も

| | |
|---|---|
| モールディング | 22 |

## ゆ

| | |
|---|---|
| 有窓 | 3 |

## よ

| | |
|---|---|
| 腰部捻挫 | 110 |

## り

| | |
|---|---|
| リジッドキャスティング | 4 |
| リスフラン関節 | 105 |
| 離断性骨軟骨炎 | 59 |

## れ

| | |
|---|---|
| 冷却スプレー | 26,27 |

連動運動 …………………………82

## ろ

肋間神経痛 …………………………111

肋骨骨折 …………………………111
ロングアームキャスト …………………………34
ロングレッグキャスト …………………………79,82

【著者略歴】

## 竹内 義享（たけうち よしたか）

| | |
|---|---|
| 1997年 | 医学博士（現・福井大学医学部） |
| 2000年 | 帝京大学短期大学助教授 |
| 2002年 | 帝京大学短期大学教授 |
| 2003年 | 明治鍼灸大学リハビリテーション科助教授 |
| 2004年 | 明治鍼灸大学医療技術短期大学部柔道整復学科教授 |
| 2005年 | 明治鍼灸大学保健医療学部教授 |
| 2008年〜 | |
| 2013年 | 明治国際医療大学保健医療学部教授 |
| （資格） | 柔道整復師，鍼灸師，理学療法士 |

## 澤田 規（さわだ ただし）

| | |
|---|---|
| 1997年 | 明治東洋医学院専門学校専任講師 |
| 2003年 | 明治鍼灸大学保健医療学部講師 |
| 2007年 | 森ノ宮医療大学保健医療学部講師 |
| 2011年 | 森ノ宮医療大学保健医療学部准教授 |
| 2013年 | 森ノ宮医療大学大学院保健医療学研究科教授 |
| 2015年 | 宝塚医療大学保健医療学部教授　副学長 |
| （資格） | 医学博士，柔道整復師，鍼灸師 |

---

写真で学ぶ　四肢関節のキャスト法　　ISBN 978-4-263-24198-1

2004年11月5日　第1版第1刷発行
2016年6月20日　第1版第5刷発行

著者　竹内　義享
　　　澤田　規
発行者　大畑　秀穂
発行所　医歯薬出版株式会社

〒113-8612　東京都文京区本駒込1-7-10
TEL.（03）5395—7641（編集）・7616（販売）
FAX.（03）5395—7624（編集）・8563（販売）
http：//www.ishiyaku.co.jp/
郵便振替番号　00190-5-13816

乱丁，落丁の際はお取り替えいたします　　印刷・壮光舎印刷／製本・榎本製本
© Ishiyaku Publishers, Inc., 2004. Printed in Japan

本書の複製権・翻訳権・翻案権・上映権・譲渡権・貸与権・公衆送信権（送信可能化権を含む）・口述権は，医歯薬出版（株）が保有します．
本書を無断で複製する行為（コピー，スキャン，デジタルデータ化など）は，「私的使用のための複製」などの著作権法上の限られた例外を除き禁じられています．また私的使用に該当する場合であっても，請負業者等の第三者に依頼し上記の行為を行うことは違法となります．

JCOPY ＜（社）出版者著作権管理機構　委託出版物＞

本書をコピーやスキャン等により複製される場合は，そのつど事前に（社）出版者著作権管理機構（電話03-3513-6969，FAX 03-3513-6979，e-mail：info@jcopy.or.jp）の許諾を得てください．